KIDNEY

医生来了 · 专病科普教育丛书

肾病防治

科普知识 100 问

四川省医学科学院 · 四川省人民医院（电子科技大学附属医院）

李贵森 陈瑾 主编

四川科学技术出版社

·成都·

图书在版编目（CIP）数据

肾病防治科普知识100问 / 李贵森，陈瑾主编. —

成都：四川科学技术出版社，2021.12（2025.3重印）

（医生来了：专病科普教育丛书）

ISBN 978-7-5727-0410-9

Ⅰ.①肾… Ⅱ.①李… ②陈… Ⅲ.①肾疾病－防治

－问题解答 Ⅳ.①R692-44

中国版本图书馆CIP数据核字（2021）第245806号

肾病防治科普知识100问

SHENBING FANGZHI KEPU ZHISHI 100 WEN

李贵森　陈　瑾　主编

出 品 人	程佳月
责任编辑	李　栎
助理编辑	王星懿
封面设计	郑　楠
设计制作	木之雨
责任校对	翟博洋
责任出版	欧晓春
出版发行	四川科学技术出版社
地　　址	成都市锦江区三色路238号　邮政编码 610023
成品尺寸	140mm×203mm
印　　张	10.25　字数205千字
印　　刷	成都兴怡包装装潢有限公司
版　　次	2021年12月第1版
印　　次	2025年3月第3次印刷
定　　价	46.00元

ISBN 978-7-5727-0410-9

本书编委会

《医生来了·专病科普教育丛书》
总序

　　假如您是初次被诊断为某种疾病的患者或患者亲属，您有没有过这些疑问和焦虑：咋就患上了这种病？要不要住院？要不要做手术？该吃什么药？吃药、手术、检查会有哪些副作用？要不要忌口？能不能运动？怎样运动？会不会传染别人？可不可以结婚生子？日常工作、生活、出行需要注意些什么？

　　假如您是正在医院门诊等候复诊、正在看医生、正在住院的患者，您有没有过这样的期盼：医生，知道您很忙，还有很多患者等着您看病，但我还是很期待您的讲解再详细一点、通俗一点；医生，能不能把您讲的这些注意事项一条一条写下来？或者，给我们一本手册、一些音频和视频，我们自己慢慢看、仔细听……在疾病和医生面前，满脑子疑问的您欲问还休。

基于以上疑问、焦虑、期盼，由四川省医学科学院·四川省人民医院（电子科技大学附属医院）（下称省医院）专家团队执笔、四川科学技术出版社出版的《医生来了·专病科普教育丛书》（下称本丛书）来啦！

本丛书为全彩图文版，围绕人体各个器官、部位，各类专科疾病的成因、诊治、疗效及如何配合治疗等患者关心、担心、揪心的问题，基于各专科疾病国内外临床诊治指南和省医院专家团队丰富的临床经验，为患者集中答疑解惑、破除谣言、揭开误区，协助患者建立良好遵医行为、提高居家照护能力和战胜疾病的信心。

本丛书部分内容被录制成音频和视频，读者通过扫描图书封底的二维码链接到省医院官方网站"专科科普""医生来了""健康加油站"等科普栏目以及各类疾病专科微信公众号上，拓展学习疾病预防与诊治、日常健康管理、中医养生、营养与美食等科普知识。

健康是全人类的共同愿望，是个人成长、家庭幸福、国家富强、民族振兴的重要基础。近年来，省医院积极贯彻落实"健康中国""健康四川"决策部署，通过日常开展面对患者及家属的健康宣教及义诊服务、策划推出"医生来了"电视科普节目、广泛开展互联网医院线上诊疗与健康咨询等服务，助力更广泛人群的健康管理。

我们深知，在医学科学尚无法治愈所有疾病的今天，提供精准的健康科普知识、精心的治疗决策方案，提升疾病治愈的概率和慢病患者的生活质量，是患者的期盼和愿望，更是医院和医者的使命和初心。在此，我们真诚提醒每一位读者、每一位患者：您，就是自己健康的第一责任人，关注健康，首先从获取科学、精准的医学科普知识开始。

祝您健康!

《医生来了·专病科普教育丛书》

编委会

2021 年 11 月于成都

中国成人慢性肾脏病患病人数超过1.3亿，但很多人不太重视肾脏健康，贻误诊断及治疗时机的情况较为突出，致使尿毒症发生率高，许多患者不得不依赖透析治疗来维持生命。一些患者即使已经知晓自己罹患慢性肾脏病，对慢性肾脏病的治疗和自我管理也存在很多认识上的误区，不知道在日常生活中该怎样保养，该怎样配合医生治疗慢性肾脏病，减慢慢性肾脏病进展的脚步。

为了贯彻建设健康中国"共建共享、全民健康"的战略主题，提高肾病患者健康素养和生活质量，编者团队基于多年临床诊疗经验，汇集了100个公众最关心的肾脏健康问题，进行详细解答，编纂完成此书。书中所有内容均由具有丰富临床经验的肾内科专家撰写，科学性强。为了便于理解，本书在内容设计上从读者角度出发，分为知识篇、治疗篇、饮食篇、生活篇四部分，将极富趣味的漫画和形象生动的文案结合起来，向大众科普慢性肾脏病的诊断知识、治疗方法，并提出科学的饮食建议及倡导健康生活方式。

本书不仅适合慢性肾脏病患者，罹患糖尿病、高血压、冠状动脉粥样硬化性心脏病（简称冠心病）等疾病的慢性肾脏病高风险人群，也适合健康大众和医务工作者阅读。编者团队期望通过本书对肾病知识的科普，提高和增强公众对慢性肾脏病的认知和防治效果，为实现全民健康提供有益的帮助。

本书为首次发行，希望广大读者提供宝贵的意见，以便日后再版时予以改进。

王 莉

2021 年 11 月

目 录
Contents

知识篇

1

治疗篇

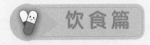

饮食篇

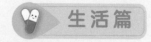

生 活 篇

【基金资助】

四川省科技计划（2020YFS0429）

成都市科技局项目（2022-HM07-00049-SN）

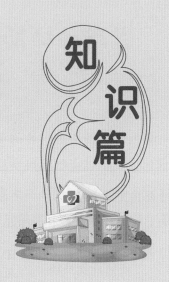

肾脏的功能有哪些？

徐丹萍　丁涵露

之所以说肾脏是人体的重要器官，是因为肾脏不仅仅像一个过滤器，可以排出体内过多的水分以及代谢产物，它还有其他重要的功能，这些不同的功能共同维持着人体正常的生理活动。

1. 排泄代谢产物

人体每天都在进行新陈代谢，这必然会产生无用甚至是有害的代谢产物，其中绝大部分代谢产物都是由肾脏处理并排出体外的，如果肾脏受到损害，代谢产物就会在体内积聚，从而导致疾病，比如尿毒症。

2. 维持体内水、电解质和酸碱平衡

首先，肾脏可将体内多余的水分浓缩后形成尿液排出体外，因此肾病患者排尿功能下降后可能会

出现不同程度的水肿。其次，肾脏对体内的各种电解质如钠离子、钾离子、钙离子、磷酸根离子和镁离子等具有调节作用，这一功能受损可出现低钠、高钾、低钙、高磷、高镁血症等。最后，肾脏可调节酸碱平衡，肾功能受损时，体内酸性物质堆积可导致酸中毒。严重酸中毒以及高钾血症会危及生命。

3. 内分泌功能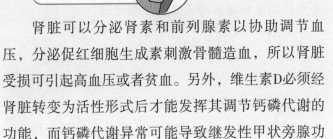

肾脏可以分泌肾素和前列腺素以协助调节血压，分泌促红细胞生成素刺激骨髓造血，所以肾脏受损可引起高血压或者贫血。另外，维生素D必须经肾脏转变为活性形式后才能发挥其调节钙磷代谢的功能，而钙磷代谢异常可能导致继发性甲状旁腺功能亢进症（简称甲旁亢）、血管钙化等疾病。

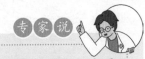

专家说

肾脏对人体的健康至关重要，因此一定要保持良好的生活方式，养成定期体检的好习惯，呵护肾脏的健康。

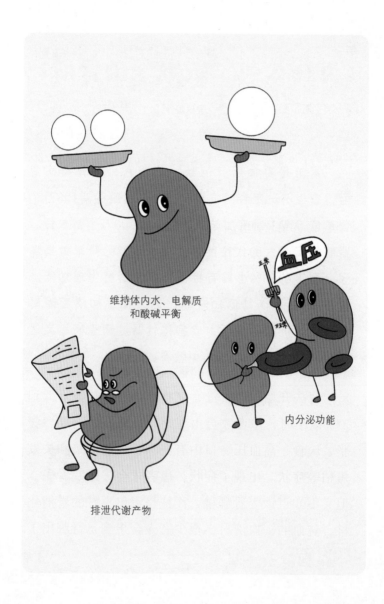

维持体内水、电解质
和酸碱平衡

内分泌功能

排泄代谢产物

为什么叫"沉默"的肾脏?

吴姝焜

肾脏是身体里"沉默"的器官,就算有病变时,它也不一定会"吭声":一个肾脏约有100万个肾单位,两个肾脏加起来,就约有200万个肾单位。肾脏拥有强大的代偿能力。就算50%的肾单位损坏了,剩下的50%也具有接近正常的肾脏生理功能。慢性肾脏病*以其低知晓率、高发病率和病程隐匿而被称作沉默的杀手。我国慢性肾脏病患病率高达10.8%,也就是说每10人中就有1人患病。

肾病开始时通常没有症状,当肾脏功能降低到25%以下时,患者才会出现乏力、恶心、呕吐、腹胀、厌食、高血压、口中有尿味、皮肤发暗和头发焦枯等症状。出现了症状,患者才会去医院看病,但又不知道该去看哪科,往往是胃口不好的看消化科,贫血的去血液科,很少有人会想到是肾脏出了

---

*"慢性肾脏病"为医学术语。

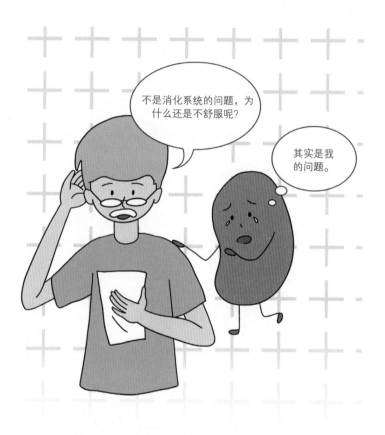

毛病。因此，很多肾功能不全患者都走过弯路，等到肾内科就诊时，最终只能通过血液透析、腹膜透析或肾移植来维持生命。其实，肾功能不全的发病并不是突然的，只是患者没有在意而已。

这些情况可能是早期肾病的信号，应及时就医。

1. 小便泡沫多，且泡沫长久不消失，说明尿液中排泄的蛋白质较多。

2. 尿液的外观改变：尿液呈浓茶色、洗肉水样、酱油色或浑浊如淘米水，说明尿液中可能有红细胞或者白细胞。

3. 尿量过多或过少：如夜尿增多，正常人在60岁以前一般夜尿不应该超过3次，如果年轻人夜尿增加，很可能是肾病的早期表现。

4. 早晨起床后眼睑或面部水肿。

5. 无明确原因的腰背酸痛等。

6. 无明确原因的血压升高。

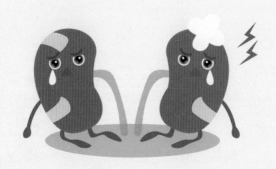

肾病有哪些常见症状?

李贵森

肾病种类多样,根据不同的疾病类型、不同疾病严重程度,以及合并症或并发症不同,症状表现差别很大,但有一些常见的症状需要我们特别警惕,例如水肿、尿液异常、高血压及腰痛腰酸等。

1. 水肿

肾病的水肿最多见于眼部和下肢,例如清晨起床后,上眼睑或整个眼周发胀、水肿,甚至蔓延到面部、手指。腿或足发胀,用力按压后出现凹陷,下午更明显,甚至穿不进鞋子等。严重的可以出现大腿、腰部等水肿。

2. 尿液异常

尿液由肾脏产生,因此一些肾病会导致尿液异常。一方面是尿量增多或减少。当24小时尿量大于

2 500毫升（约2.5千克）或小于400毫升（约0.4千克）时，需要特别重视。另一方面是尿液颜色的改变，如出现鲜红色尿、乳白色尿、黑色尿等尿液颜色明显改变，需要进一步检查。此外，当出现尿液中泡沫增多，经久不散，夜间排尿次数或量增加等都应该到肾内科门诊筛查肾病。

3. 高血压

肾病容易并发高血压，很多患者在体检中发现血压升高或以头痛、头晕等高血压症状就诊，进一步检查才发现肾病的。因此，所有新发的高血压，尤其是青少年的高血压、难以控制的高血压，患者都需要进行肾病的筛查。

4. 腰痛、腰酸

突然出现或逐渐加重的腰痛、腰酸，多见于肾病急性期，或由于肾脏逐渐长大，导致肾脏周围的包膜受到牵拉。但是很多时候，腰痛、腰酸与骨骼或肌肉疾病有关，而与肾病无明显关系。

5. 其他症状

肾病可以影响人体各个器官，包括心脏、肝脏、肺、大脑等。因此，肾病严重时可以使人体各个系统受影响，患者出现面色蜡黄、乏力、精神差，活动后心累、气促；胃口差，反复恶心、呕吐，体重下降；皮肤瘙痒、脱发；反复关节疼痛等症状，这些都需要请医生进一步检查、判断。

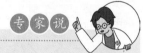

专家说

总之，肾病表现常常不太典型，甚至早期很多患者没有特殊表现，导致大部分肾病不能及时发现，患者错过了最佳治疗时间。规律体检对于肾病的早期发现有很大的帮助。

肾病常见症状

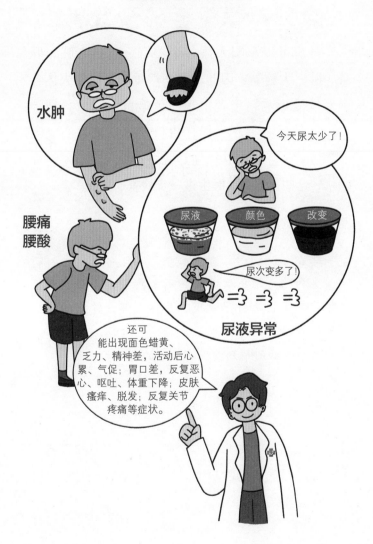

哪些人群需要筛查肾病？

彭 鲲

慢性肾脏病患者肾脏滤过血液毒素的能力会缓慢减退，最终完全停止工作。因此，需要尽早明确诊断。测血压、抽血查肾功能、尿液检查、B超就足以了解肾脏有无异常，简便易行，那么，哪些人群需要筛查肾病呢？

所有个体都应在常规健康检查中评估慢性肾脏病风险，除此之外，重点人群的筛查能更好地找出患者，早期干预，如下人群需要重点关注：

1. 糖尿病患者。对于所有糖尿病患者，筛查的首选方法是做尿液检查，其中重点关注尿微量白蛋白/肌酐值（ACR），并且每年均应复查。

2. 高血压或（和）其他心脑血管疾病患者。具有高血压或（和）其他心脑血管疾病病史的患者发生慢性肾脏病的风险最高，存在这些病史的患者应接受慢性肾脏病评估。

3. 慢性病毒感染者。包括艾滋病病毒（HIV）、乙型肝炎病毒、丙型肝炎病毒等在内的慢性病毒感染和抗逆转录病毒治疗都可能引起慢性肾脏病。

4. 有恶性肿瘤或有恶性肿瘤史。恶性肿瘤本身或抗恶性肿瘤治疗可导致急性肾损伤和慢性肾脏病。

5. 使用肾毒性药物。长期使用肾毒性药物会使慢性肾脏病发病风险升高，如非甾体抗炎药（对乙酰氨基酚、布洛芬、吲哚美辛等）、锂盐、质子泵抑制剂。

6. 肥胖。有研究显示，肥胖也可能与慢性肾脏病有关。

7. 有儿童期肾病史。

8. 有家族肾病史。

9. 滥用中草药。某些中草药有肾毒性，长期滥用中草药，易发生慢性肾脏病，如马兜铃酸肾病。

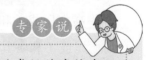

专家说

　　我们相信通过所有个体的常规健康检查以及对重点人群的筛查，一定可以对慢性肾脏病患者做到早发现、早诊断、早治疗，减少终末期肾病。

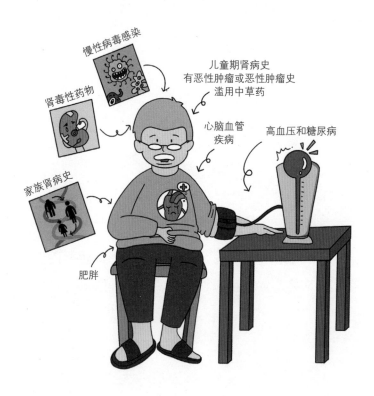

慢性病毒感染

肾毒性药物

家族肾病史

肥胖

儿童期肾病史
有恶性肿瘤或恶性肿瘤史
滥用中草药

心脑血管
疾病

高血压和糖尿病

怎样筛查有没有肾病？

徐丹萍　丁涵露

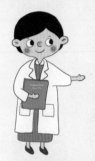

肾病是临床上的常见病，但有些肾病在初期无明显的症状，等出现不舒服的时候就诊往往就是肾病晚期了，因此，为了及时发现肾病，一定要养成定期体检的好习惯。肾病的筛查方法主要包括尿液检查（包括尿常规、24小时尿蛋白定量和尿微量白蛋白/肌酐值）、肾功能检查以及肾脏影像学检查等。

1. 尿液检查

（1）尿常规

尿常规是检查肾病最基本的方法，如果尿常规提示有蛋白尿、血尿，排除月经、发热等原因后就要怀疑是否有肾病了。

（2）24小时尿蛋白定量

24小时尿蛋白定量可以检测尿中的白蛋白和球蛋白，而尿常规主要检查尿中的白蛋白，所以虽然都是检查尿液，但这两种尿液检查的意义是不一样的。单克隆免疫球蛋白病导致的肾损害，尿中不仅有白蛋白，也有球蛋白，所以对这些患者进行24小时尿蛋白定量检查才不容易漏诊。

（3）尿微量白蛋白/肌酐值

尿微量白蛋白/肌酐值检查主要针对早期糖尿病肾病患者以及尿常规中尿蛋白增加不明显的患者。糖尿病肾病在早期往往没有任何不适症状，在不同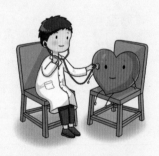时间点检查3次尿微量白蛋白/肌酐值，排除尿路感染、发热、高蛋白饮食等影响后，如果有2次都超过正常值，就要注意有无肾病了。

2. 肾功能检查

部分患者检查尿常规、尿微量白蛋白/肌酐值以及24小时尿蛋白定量都是正常的，但这并不能说明没有肾病，这是因为有些肾病患者只表现为血肌酐的升高。而肾功能检查就可测定血肌酐，从另外一个角度判断有无肾病。

3. 肾脏影像学检查

B超可以了解肾脏的大小、形态、血流灌注，有无结石、肿瘤、囊肿、肾积水、尿路梗阻以及先天畸形等病变。此外，CT和磁共振成像能查出普通X线不能发现的细小钙化、结石，还可以辅助诊断肿瘤、结核、囊肿等。

尿隐血阳性的人该做哪些检查?

李贵森

我们常常在尿常规检查单上看到尿隐血阳性（BLD+）的检查结果，体检报告上也专门提醒：尿隐血阳性，需要到肾内科进一步咨询。下面我们就来聊聊尿隐血阳性这个事儿。

隐血，也称为潜血，指肉眼看不见有血尿，需要在显微镜下才能看见红细胞的状况。但是尿隐血阳性不一定代表尿中有红细胞，这是因为尿隐血检查是利用试纸条完成的，检查的是尿中红细胞的成分（血红蛋白），而尿中存在血红蛋白不等同于尿中有形态完整的红细胞。有一些因素可能导致检查出现假阳性*结果，例如女性月经污染尿液、肌

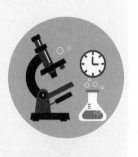

* 指试纸条变色，但实际患者的尿液中并没有红细胞。

18

红蛋白尿、氧化剂、漂白剂、洗涤剂、碘、细菌、过氧化物酶等都可以使检查结果为尿隐血阳性。

因此，当尿隐血阳性时，我们需要进一步明确尿中是否有红细胞。正常人体内有少量红细胞从尿排出，只有当显微镜检查每高倍视野发现尿中红细胞大于3个时才能诊断为血尿。

发现尿隐血阳性，我们需要进一步了解血尿的特点。

采用相差显微镜

尿常规

彩超、CT、磁共振成像等

为明确血尿的情况，我们需要进一步了解血尿的特点。例如采用相差显微镜或红细胞形态曲线来鉴别尿中的红细胞有无变形；通过尿常规的其他项目了解有无合并蛋白尿、感染；通过彩超、CT、磁共振成像等影像学检查明确有无结石或肿瘤；必要时甚至需要进一步进行泌尿系统造影检查或膀胱输尿管镜检查。

肾病会遗传吗?

李贵森

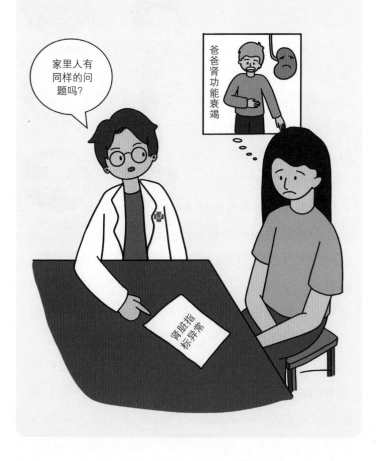

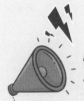

有肾病的人在准备怀孕或生产前后，常常会想到一个问题：肾病会遗传给下一代吗？

要回答这个问题，我们要先从肾病发病说起。最新研究发现，大多数肾病的发病与遗传因素相关。遗传是把亲代的遗传物质传递给子女，也就是老百姓常说的"龙生龙，凤生凤，老鼠的儿子会打洞"。不仅是外貌，父母还将疾病或者容易患某些疾病的体质特征传递给下一代。

疾病遗传主要有两种方式。

一种是单基因遗传，这种遗传病常常是单个基因异常突变所导致的；另一种是多基因遗传，即某人有多个基因突变，累积导致其容易得某种疾病。还有一些较少见的如染色体病（染色体数目或结构异常导致的疾病）也可遗传。

父母传递遗传物质给下一代时，并不是把自己所有的遗传物质传递下去，因此疾病遗传存在一定概率，与致病基因的特点有关。例如基因突变位于

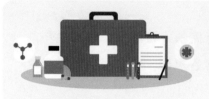

性染色体上，遗传往往与性别相关，如Alport综合征遗传方式为X连锁显性遗传，女性更易发病。

一些难治性肾病综合征、成人型常染色体显性遗传多囊肾病、法布里病（Fabry disease）是单基因病，容易遗传给下一代。而我国常见的IgA肾病一般是多基因病，直接遗传给下一代的机会较小。

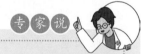

专家说

因此，我们需要具体分析肾病是否存在遗传的可能性。建议有顾虑的人可以专门咨询肾内科和遗传学门诊的医生，对具体情况进行详细讨论分析，以便制订优生优育的方案。

腰痛与肾病有关系吗?

廖常志

腰痛可以说是临床上特别常见的一种症状。很多人出现腰痛就怀疑自己的肾脏出问题了，经常因腰痛到肾内科就诊。那么，腰痛就一定是肾脏生病了吗？其实引发腰痛的原因也是特别多的，肾病仅仅是腰痛的原因之一。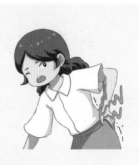

常见的腰痛，有可能由腰椎或者腰部肌肉软组织方面的一些问题诱发。比如腰椎的肿瘤、腰椎感染（腰椎结核）、腰椎管的狭窄、腰椎的骨质增生、腰椎间盘突出，也可能由腰椎骨折、腰骶部骨折、腰肌劳损以及筋膜炎、急性腰扭伤等所致。另外由于尿路的感染，尿路的结石如肾结石、输尿管结石或泌尿系统的肿瘤，患者也可能出现腰痛。还有一些其他内科疾病和外科疾病，如风湿免疫性疾病、腹主动脉瘤、消化道疾病等都可表现出腰痛；妇科炎症、肿瘤也都可以引起腰痛。当然，得肾病时也可以出现腰痛的症状，但不是说有腰痛就一定是得了肾病。肾病患者可以没有腰痛的症状，但常常伴有水肿、蛋白尿、高血压、肾功能异常。腰痛虽然很常见，但原因众多，一旦出现腰痛，需要及时就诊。通过对患者的体格检查，血液、尿液、免疫指标检测及X线、超声检查，必要时选择CT、磁共振成像等检查帮助诊断，由医生来判断到底是什么原因引起的腰痛，再采取进一步的诊治措施，不至于延误病情。

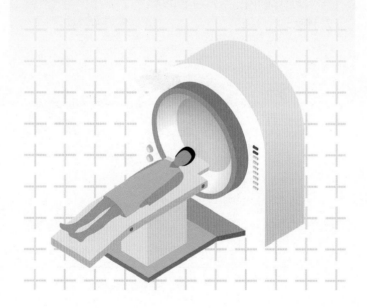

"肾虚"和肾病有关系吗?

廖常志

很多人一出现腰膝酸软、腰痛、怕冷、头晕等症状,首先联想到自己是不是"肾虚"了,以为"肾虚"就是肾病,常常因此到肾内科就诊。

其实我国传统医学所讲的"肾虚"中的"肾",不是单指解剖学上的肾脏,而是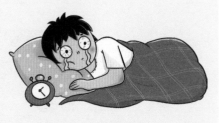一个生理作用相当广泛,与人体生殖、生长发育、消化、内分泌代谢等都有直接或间接关系的功能单元。中医的"肾"不完全等同于西医的肾脏。"肾虚"症状涉及的疾病范围十分广泛,包括泌尿、生殖、内分泌、神经及消化、血液、呼吸等诸多系统的相关疾病都可以表现出"肾虚"症状。"肾虚"

症状也会有多种多样的表现，比如：

1. 泌尿生殖方面

泌尿生殖方面有尿频、尿急、小便清长等表现。女性"肾虚"呢，还可能会有月经方面的问题，比如停经、月经的延迟、经血量偏少，甚至经血有血块、经血的颜色偏淡等。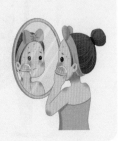

2. 精神状态方面

精神状态方面有精神不佳、头晕、健忘失眠、注意力不集中、精力不足、工作没热情、生活没激情、易怒、烦躁、焦虑、抑郁等。

3. 身体其他方面

身体其他方面有出现眼袋、黑眼圈，肤色晦暗无光泽，肤质粗糙、干燥、皱纹、色斑、暗疮，肌肤缺乏弹性，早衰，食欲缺乏，骨骼与关节疼痛，腰膝酸软，不耐疲劳，乏力，视力减退，耳鸣，听力衰减。

而平时我们所说的肾病是指我们身体具体的肾脏这个器官出现了问题，可以表现为腰痛、水肿、高血压、贫血、血尿、蛋白尿、肾功能异常等，以及由此导致的其他身体器官受损所表现的局部或全身症状。"肾虚"和肾病两者症状表现可能有重叠，但"肾虚"和肾病是两回事，"肾虚"不等于肾病，不能把两者混为一谈。肾病可以是我们肾脏本身出了问题，也可以是身体其他的系统、器官的疾病影响到了肾脏，导致肾病发生，常常需要通过尿液、血液生化检测及超声、放射等检查手段明确诊断。

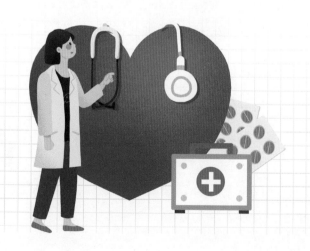

肾脏肿瘤的早期症状有哪些？

廖常志

肾脏肿瘤是泌尿系统比较常见的一种肿瘤，包括良性肿瘤、恶性肿瘤。肾脏肿瘤以良性的居多，恶性的较少见。

良性肿瘤最常见的就是肾错构瘤。恶性肿瘤主要是肾癌及肾盂癌。肾脏肿瘤的常见症状包括：腰痛、血尿、腹部包块、高血压、急性腹痛、休克等。由于肿瘤在肾脏中生长的位置不同，肾脏肿瘤早期症状表现差异很大。一般来说，早期肾脏肿瘤是很少有症状的，可能有些患者会有一些轻微的腰部不适感，有可能会出现腰部或肋腹部的隐痛，但这种疼痛往往是不典型的，而且是间歇性的疼痛，通常不会引起人们的重视。在成人肾脏肿瘤早期，血尿是比较常见的症状。血尿多为肉眼可见的全程血尿，但也有的血尿

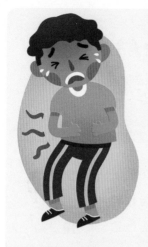

只能在显微镜下才能见到。一般出现血尿时患者无疼痛感，血尿多是间歇性出现，常可自行停止。所以一个成人出现无痛性血尿时就须注意有肾脏肿瘤的可能，应予密切观察，必要时做进一步检查。恶性肾脏肿瘤可以在还没有发生泌尿系统症状前，已先有血行或淋巴道转移，肿瘤可累及淋巴或肺、肝、骨骼等脏器，出现相应组织、器官受损的症状。一旦出现腹部包块、疼痛、血尿三联征时，往往已至肾脏肿瘤晚期。

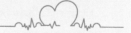

　　肾脏肿瘤的早期发现、早期治疗对于改善患者的预后非常关键。由于肾脏肿瘤早期很少有症状或只有轻微的不适感，所以往往不能通过临床症状对早期肾脏肿瘤作出判断，大多数早期肾脏肿瘤的患者都是因为其他原因做检查或在常规体检的时候发现的。定期体检、做肾脏超声检查是发现早期肾脏肿瘤的好方法。如果通过超声发现有肿瘤征象，可以进一步做CT，或者做磁共振成像检查，来进一步明确肿瘤的大小和位置，以决定下一步的治疗方案。

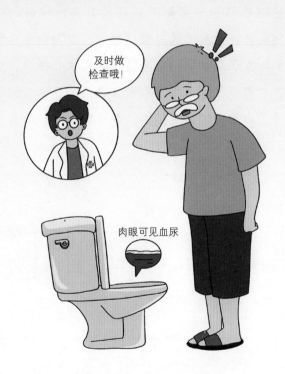

尿路感染是怎么引起的?

文开莲 何强

尿路感染是泌尿系统常见的感染性疾病,它是由病原体在肾脏、输尿管、膀胱、尿道中生长繁殖而引起。尿路感染的病原体包括真菌、细菌、支原体、衣原体、病毒等,多为细菌。95%以上的尿路感染是由单一细菌引起的,其中以大肠杆菌最为多见。

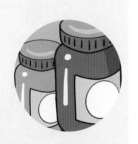

女性患尿路感染的概率明显高于男性,约60%的女性在一生中曾有过尿路感染。这与女性泌尿系统解剖特点密切相关。女性尿道短而直,特殊的生理结构使病原体容易沿尿道口上行至膀胱造成感染。另外,女性有3个明显的尿路感染高峰期:小于2岁时,尿道口易被不干净的尿布或纸尿裤污染;新婚性生活频繁时;绝经后,内分泌紊乱、机体免疫力低下和

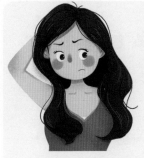

伴有老年妇科病时。处于以上3个时期的女性应特别注意预防尿路感染。

尿路感染常常表现为尿频、尿急、尿痛、腰痛、寒战、发热、尿液气味改变等。大多数急性单纯性尿路感染经过治疗可以痊愈，复杂性尿路感染临床治愈率低，也容易复发，通常需要针对尿路解剖结构或功能异常进行治疗。尿路感染如果治疗不当可反复发作，细菌产生耐药性，严重者甚至引起败血症和感染性休克等严重并发症。

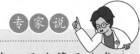

专家说

因此，当出现尿频、尿急、尿痛等尿路感染症状时，应该进行规范治疗，切勿自行滥用抗生素。预防尿路感染，要养成良好的生活习惯，强身健体，多喝水，勤排尿，女性患者应做好会阴部清洁，积极治疗妇科疾病。

肾囊肿是怎么回事?

文开莲 何 强

肾囊肿是成年人肾脏最常见的一种结构异常，可以为单侧或双侧，一个或多个，直径一般在2厘米左右，但也有直径达10厘米的肾囊肿。单纯性肾囊肿一般没有症状，只有肾囊肿压迫引起血管闭塞或尿路梗阻时才可出现症状，有可能对肾功能产生影响。

我们通常见到的肾囊肿，大多数是后天形成的单纯性肾囊肿，遗传性肾囊肿所占比例相对较小。囊肿内容物与血浆滤出液类似，且每天都在更新。研究表明，单纯性肾囊肿多发生于男性，随着年龄的增长，肾囊肿的发生率越来越高，20～40岁单纯性肾囊肿的发生率为10%左右，到80岁时，单纯性肾囊肿的发生率高达60%。

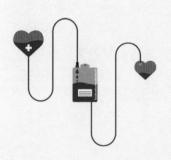

肾囊肿诊断主要依靠影像学检查，例如超声或CT。肾囊肿常在因其他疾病做尿路影像学检查时被发现，近年来越来越多的健康体检包括了肾脏超声，单纯性肾囊肿的检出率大大提高。

　　单纯性肾囊肿多无症状，对肾功能和周围组织影响不大，常常不需治疗，只需要每6个月到1年随诊复查。如果囊肿直径较大，超过4厘米或产生周围组织压迫症状、引起尿路梗阻等，则可能需要行手术治疗。另外，单纯性肾囊肿需要与多囊肾进行鉴别。多囊肾是一种先天遗传性的疾病，多有家族史，预后差，容易发展成为尿毒症，超声是多囊肾的首选检查方法。所以多囊肾患者往往更需要定期检测囊肿大小及肾功能，以观察疾病进展，适时干预。

肾积水是怎么回事？

文开莲 何 强

正常人的尿液需要从肾脏排出到输尿管，再经过输尿管到膀胱，最后由尿道排出。肾积水就是尿路梗阻使得尿液从肾脏排出受阻，蓄积在肾内，压迫肾实质使其萎缩，最终可导致肾功能衰竭。但肾积水也可能是生理性的，需排尿后复查肾脏超声，以进行鉴别诊断。尿路梗阻常见的原因有结石、肿瘤、结核、先天畸形等。

肾积水的症状因病因不同、梗阻部位不同以及起病急缓而各异。输尿管及以上急性梗阻时，可表现为恶心、呕吐、肾绞痛、血尿及肾区叩痛；输尿管及以上慢性梗阻时，由于进展缓慢，症状不明显，几乎没有任何症状或仅有腰部隐痛不适，当发展成巨大肾积水时，腹部可摸到肿块；膀胱及尿路梗阻主要表现为排尿困难、排尿不尽感，甚至出现尿潴留，当其已经引起肾积水时多伴有不同程度的肾功能减退。

肾积水长时间得不到解除，一方面会压迫肾脏，导致肾功能减退甚至肾功能不全，另一方面容易并发感染，一旦感染，将表现出尿路感染症状，出现寒战、高热、腰痛及尿频、尿急、尿痛等。如梗阻不解除，感染很难治愈，并且可能发展成肾积脓。

肾积水的治疗方法应根据病因、梗阻部位，以及起病急缓等综合考虑，有的需要手术治疗。梗阻时间长短对肾功能的影响起到关键性的作用，应尽快解除梗阻。

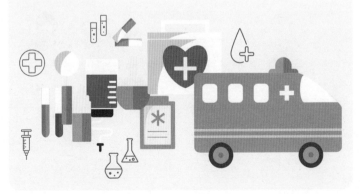

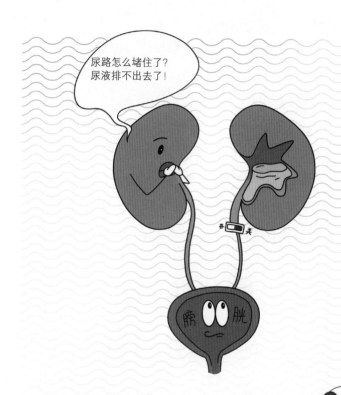

专家说

　　总之，肾积水症状多种多样，早期症状不明显，有时不能够及时发现，导致肾积水不能得到早期处理，最终引起肾功能不全，需要肾脏替代治疗，或伴发严重感染，甚至危及生命。因此，提倡规律体检，如有上述不适，请尽快就医。

发现肾结晶怎么办?

张 渊

不少患者在医院进行泌尿系统的检查之后,常会得到一个诊断结果:肾脏结晶盐沉积(肾结晶)。许多患者的第一反应就是自己是不是得了肾结石,或是以为这是肾功能不好的表现,会急急忙忙地寻找各种治疗方法,甚至背负上不小的心理压力。在这里,医生可以明确回答:肾结晶不等于肾结石。

在正常情况下,尿液内存在着许多无机盐成分,比如草酸盐、尿酸盐、磷酸盐、钙离子等。当存在一些致病因素,如尿路感染、体内代谢异常、饮水较少等情况时,尿液中无机盐呈过饱和状态析出,即会形成所谓的肾结晶。而肾结晶进一步聚集,则会形成肾结石。可以说肾结晶是肾结石的前体。

肾结晶无须特殊治疗,一般情况下,多饮水,增加排尿量,促进尿液中的结晶排出体外即可。同

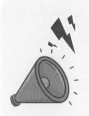

时，控制一些食物的摄入也对避免肾结晶的堆积有益处。大部分的肾结晶属于草酸钙结晶，这类患者应避免摄入茶叶、土豆、番茄、李子、葡萄、豆类等草酸含量高的食物。对于尿液中结晶成分主要为尿酸盐的患者，则需要避免摄入嘌呤含量高的食物，比如动物内脏或者酒类等。同时，建议患者进行定期复查，一旦形成结石，积极早期干预治疗。

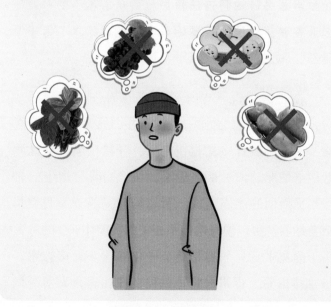

得了肾错构瘤怎么办?

张 渊

经常有患者惊慌失措地来到门诊,向医生哭诉:"医生,糟了,我得了肾脏肿瘤了,咋个办哇?"

待医生仔细问过病情后,会从容地告诉患者:"这个肿瘤治疗听我的,不怕!"那么,这是什么肿瘤呢?答案就是肾错构瘤。

在谈及治疗之前,我们肯定还是要先给大家介绍一下到底什么是肾错构瘤。肾错构瘤又称肾血管平滑肌脂肪瘤,顾名思义,主要由异常增生的血管、平滑肌和脂肪组成。肾错构瘤一般分为两类:一类是散发型,即与遗传不相关的类型(80%的患者属于此类)。另一类是结节硬化症伴发肾错构瘤,与遗传相关。肾错构瘤是一种良性肿瘤,大多治疗效果良好。

早期的肾错构瘤一般没啥症状，所以患者靠自己不容易发现，但这不代表肾错构瘤不会产生症状。当肾错构瘤逐渐增大时，会出现腰腹部胀痛等症状；由于肾错构瘤富含血管，较易破裂，甚至有患者因为瘤体破裂出血休克急诊入院才确诊为肾错构瘤。因此，定期且有效的体检是十分必要的。

上文已经说到靠患者自己通过症状去发现肾错构瘤是比较困难的。目前诊断肾错构瘤的主要方法是医学影像学检查，比如肾脏彩超以及CT检查。在彩超检查中，肾错构瘤的主要表现是回声不均匀，其中血管及脂肪呈高回声区，而平滑肌呈低回声区。肾错构瘤在CT上呈低密度区，CT值为负数。

一般来说，小于4厘米的肾错构瘤，对人体产生较大不利影响的可能性小，一般予以观察，即定期进行彩超以及CT检查即可。当瘤体大于4厘米时，其破裂出血的可能性大，因此须行外科手术治疗切除肿瘤，多采用腹腔镜下肾错构瘤剜除术，再结合术后病理活检，以进一步确定其良恶性。

IgA肾病是什么？

高 辉

有人可能听说过IgA肾病，但IgA肾病到底是个什么病？自从50年前Berger首次报道了IgA肾病，这个占据肾小球肾炎半壁江山的肾病类型开始被大家熟知。

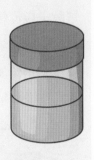

IgA肾病是最常见的一种原发性肾小球疾病，是在肾小球系膜区以IgA免疫复合物或IgA免疫复合物沉积为主的疾病，须行肾活检证实。这种肾病的症状繁多，临床多表现为反复发作性肉眼血尿或镜下血尿，可伴有不同程度蛋白尿，部分患者可以出现严重高血压或者肾功能不全。因此，IgA肾病不是单一的症状，而是一组临床综合征。每个IgA肾病患者的病情发展也不尽相同，有的只有镜下血尿安安静静陪伴患者一生，无风无浪；有的缓慢发展，20%~25%的患者经过

20~25年缓慢发展至尿毒症，有些患者发现时肾功能已明显受损；也有的是快速进展性新月体肾小球肾炎，短时间（几个月）就发生肾功能不全。多数IgA肾病患者平时可没有任何症状，大多是在体检偶然发现，因此IgA肾病也被称为沉默杀手。

IgA肾病的病因尚不明确，可能与感染有一定关系。多在上呼吸道感染1～3天出现发作性肉眼血尿，持续数小时至数天后可转为镜下血尿。也有体检时偶尔发现镜下血尿和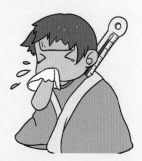（或）蛋白尿者。原发性IgA肾病是肾脏本身患病引起。继发性IgA肾病是由肾脏以外的疾病引起，如过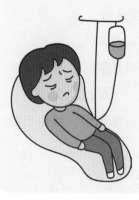敏性紫癜、HIV感染、血清阴性脊柱关节病、肿瘤、肝脏疾病等，须注意区别。

得了IgA肾病也不必过度紧张，有的患者可能一生都只是镜下血尿，肾功能不受影响，也不需要特殊治疗；有些肾活检病理类型比较重的，需要及时、积极的治疗。一旦确诊了该病，就应该长期、规律地在肾内科门诊随访，遵医嘱治疗和定期复查。有些IgA肾病可能发现时比较轻，但以后会加重，而这种

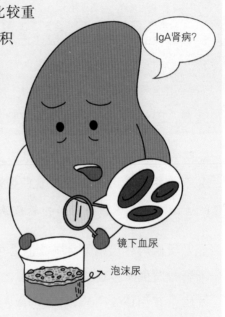

IgA肾病？

镜下血尿

泡沫尿

变化不一定引起临床症状改变，只有通过尿常规和肾功能检测才能发现，因此随访非常关键。IgA肾病患者要适当休息，避免剧烈运动，但病情稳定时，适当的锻炼是必要的。同时要避免受凉，减少感染的机会，一旦出现各种感染，应及时休息并应用抗生素以尽早控制感染。饮食以清淡为主，严格低盐饮食。

糖尿病会引起肾病吗?

王 芳

糖尿病会导致心、脑、肾、眼底、周围神经、皮肤等多种并发症,其中糖尿病肾病(DKD)是最主要的并发症之一。随着我们国家糖尿病患者数量的逐渐增加,糖尿病肾病的患者数量也逐年增加。

糖尿病肾病指糖尿病引发患者肾损害。糖尿病肾病的发生率:1型糖尿病患者为33%~44%,2型糖尿病患者为15%~60%。其中微量白蛋白尿多出现在糖尿病病程5年后,大量蛋白尿多发生在糖尿病病程10年后。糖尿病患者很好地管理血糖和血压,可能对延缓糖尿病肾病发生和发展有一定益处。

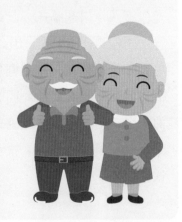

有糖尿病的患者需要每年定期检测尿中微量

白蛋白、血肌酐，以发现和评价是否合并了肾病。当出现微量白蛋白尿、血肌酐升高或者水肿时，要警惕发生了糖尿病肾病。一般来说，2型糖尿病有微量白蛋白尿同时伴糖尿病视网膜病变或1型糖尿病10年以上病程伴微量白蛋白尿，这时患者发生糖尿病肾病的可能性就比较大了。

但是，糖尿病合并蛋白尿、肾功能损害时，一定要注意鉴别是否是糖尿病合并了其他肾病，因为糖尿病合并其他肾病治疗的方案和糖尿病肾病的治疗方案是不一样的，如果忽视了，可能延误治疗。患者初诊时最好到专科医生那里去。出现下面一些疾病特点时要注意鉴别糖尿病是否合并了其他肾病：①糖尿病患者短期内快速增加的蛋白尿或出现肾病综合征；②没有糖尿病视网膜病变；③肾小球滤过率（GFR）迅速降低；④顽固性高血压；⑤尿沉渣检查结果为阳性，出现较多的红细胞；⑥予血管紧张素转换酶抑制剂（ACEI）或血管紧张素Ⅱ受体阻滞剂（ARBs）

后2~3月GFR减少＞30%；⑦合并其他系统性疾病的症状或体征。这时，需要排除其他原因导致的肾病，确定是否是糖尿病肾病。

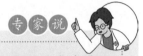

专家说

　　诊断糖尿病肾病后，还需要根据患者其他并发症的情况制订患者的综合治疗方案，进行慢性肾脏病的长期治疗和随访管理，糖尿病肾病是预后相对较差的继发性肾病。

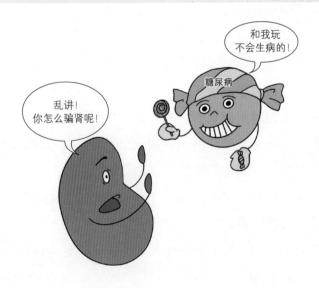

高血压会引起肾病吗？

王 芳

我们常说的高血压主要是指原发性高血压。目前中国高血压患者比较多。高血压的发生是一个逐渐进展的过程，很多人并不知晓，常规的血压筛查是需要的，因为高血压会造成靶器官的损害，其中之一就是肾脏损害，另外还包括心、脑、眼底损害等。

血压升高以后血管会出现痉挛，时间一长血管会增厚，增厚的血管就会发生狭窄，导致肾脏缺血，出现肾小球硬化性病变，最终引起肾功能的损害。一般情况下，高血压肾脏损害发生在高血压病程5~10年，检查时出现蛋白尿，并且常常是微量或少量蛋白

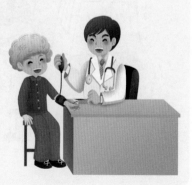

尿，具体是不是高血压引起的肾脏损害需要专科医生作明确的判断。

治疗高血压肾脏损害的关键仍然是控制好血压，综合管理血脂等容易导致血管病变的因素。只要规范治疗、良好地控制饮食、良好地控制血压，疗效往往比较好。在治疗过程中主要观察的是蛋白尿和肾功能的情况。与糖尿病肾病或慢性肾炎相比，大部分高血压肾脏损害都能长期稳定在一定阶段，预后相对较好。

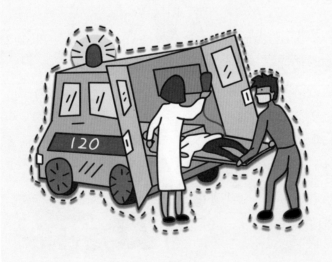

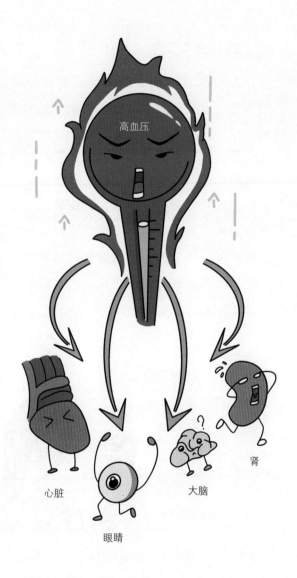

红斑狼疮会引起肾病吗？

邹玉蓉

一提到"狼疮"，可能人们首先想到的是患者面部长的典型皮肤红斑，像"狼咬过的伤口"，也被医学家们形象地称为红斑狼疮。随着对红斑狼疮这一疾病的认识和经验积累，医学家们发现红斑狼疮不仅仅造成皮肤损害，也常常累及血液、肾脏、关节、心、脑、肺等全身组织器官。当多系统受累的时候，我们又称之为系统性红斑狼疮。

因为在系统性红斑狼疮患者体内发现有多种自身抗体造成机体的损伤，所以系统性红斑狼疮被认为是一种典型的自身免疫性疾病。当肾脏受累时也称狼疮性肾炎，据报道，狼疮性肾炎的终身发病率为20%~60%，狼疮性肾炎常常是系统

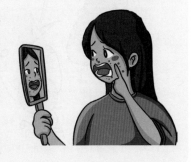

性红斑狼疮的严重并发
症。该病好发于育龄期
女性。

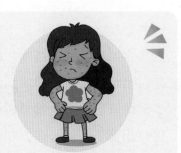

另外，不要以为红
斑狼疮患者都首先会出
现典型的皮疹、关节肿
痛等临床表现，不少患者是以其他系统损害为首发
症状。据报道，有15%~20%的红斑狼疮患者以肾病
为首发临床表现，狼疮性肾炎的典型表现是镜下血
尿和（或）蛋白尿，可以从没有明显症状的镜下血
尿、蛋白尿到出现双下肢水肿、大量蛋白尿和（或）
短期内出现肾功能异常等多种临床表现。因此，临床
医生尤其需对育龄期女性出现上述表现提高警惕，常
常需要进行一系列相关免疫学指标的检查。

因为红斑狼疮的发病机制复杂，治疗过程中病
情易反复或复发加重，也常常会出现狼疮性肾炎病
理的改变，有时医生会建议患者重复做肾活检以明
确病变类型以便指导治疗。

不过，患了狼疮性肾炎也不要灰心，虽然狼疮
性肾炎对我们来说确实不好对付，不过随着医学科

学的发展，新的药物正不断被开发出来，目前我们有很多可以选择的药物和治疗手段，而大多数患者经过治疗后可以获得疾病的长期缓解，女性患者在疾病缓解后经医生指导还可怀孕生宝宝。因此，要保持积极乐观的心态，和肾内科医生一道共同抗击疾病。

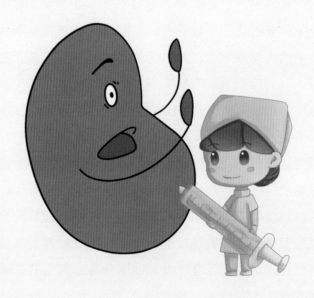

尿中有泡沫是蛋白尿吗?

陈秀玲

在正常情况下，人的尿液呈透明淡黄色，尿中很少有泡沫。在日常生活中，有人会因为发现排尿时尿中出现泡沫而忧心忡忡。医生在门诊常常遇到有人询问："医生，我发现我尿中有泡沫，是不是蛋白尿哦？是不是我的肾脏出问题了？"其实蛋白尿与泡沫尿并不能画等号，少量蛋白尿可能不会表现为泡沫尿，尿中出现泡沫并不一定就是蛋白尿，也不一定是肾脏出问题了。尿中出现泡沫的原因分为生理性和病理性两类。

生理性泡沫尿

正常人在以下情况尿中会出现泡沫，一般这种泡沫很快会散去。

1. 当喝水少、出汗多、腹泻等原因导致尿液过度浓缩时会出现泡沫尿，一般伴有尿色发黄。

2. 排尿过急、用力，男性站立位排尿时，排尿速度快，尿液受到震动较大，从而产生泡沫，一般尿液静置后泡沫可很快消失。

3. 进食过量高蛋白饮食、剧烈运动、发热时也可能出现泡沫尿，一般在去除诱发因素后可以缓解，不需要特殊处理。

病理性泡沫尿

1. 尿道感染时，尿道中分泌物增多，细菌含量增加，导致尿液出现较多泡沫，可伴尿频、尿急、尿痛等症状。

2. 糖尿病患者血糖控制不佳时，尿液中糖分增加，也会出现泡沫尿。

3. 各种急慢性肾病，尿液中存在较多蛋白质尤其是大量蛋白质时，会出现明显泡沫尿。

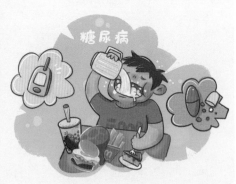

肾病患者的泡沫尿有哪些特征？

大量蛋白尿患者的尿液可以出现大量的泡沫，而且比较持久、不容易消失。尿常规检查提示尿蛋白呈阳性。患者常常伴水肿、食欲缺乏、易疲倦、血压升高等症状。蛋白尿是肾病的常见表现，一些肾病早期往往没有明显症状，泡沫尿就是一个预警信号。

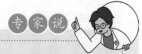

专家说

当尿中出现泡沫时不必过度惊慌，应及时到正规医院检查，一般做一个尿常规检查就可以进行初步的判断。如果尿的各项检查结果都正常，则可以排除蛋白尿。

痛风可以引起肾病吗?

彭 鲲

网购"秘方"

镇痛药

肾功能指标异常

化验单

关节发炎

痛风是急性关节炎
的一种形式，与高尿酸
血症相关，可引起关节疼
痛和肿胀。痛风的首发症
状常常是关节的红、肿、
疼痛，但是由于痛风是由

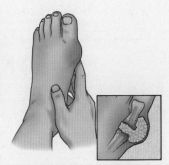

高尿酸血症引起的，而肾脏是尿酸最主要的排泄器
官，所以痛风是特别容易并发肾病的，这种肾病被
我们称为尿酸性肾病。常见的尿酸性肾病主要包括
急性尿酸性肾病、慢性尿酸性肾病、尿酸性肾结石
这三种。

急性尿酸性肾病是由恶性肿瘤患者尿酸生成增
多所致，特别是在放疗或化疗之后更易出现。

慢性尿酸性肾病是临床中最常见的一种类型，
由尿酸盐结晶沉积于肾脏引起。这种结晶会引起慢
性炎症反应，导致肾脏慢性损伤，其表现包括肾功
能受损、轻度蛋白尿但尿常规无明显异常，以及血
尿酸浓度明显升高。

而尿酸性肾结石则是由于尿中尿酸过高以及尿

液呈酸性，导致尿酸结晶变成"肾结石"，引起疼痛和排尿问题。

既然临床上有非常确切的治疗高尿酸血症的有效药物（如苯溴马隆、非布司他等），为什么我们在临床上还能看到这么多的痛风并发肾病呢？主要原因在于有些痛风患者治疗不正规，注重镇痛而不关注降尿酸治疗，滥用解热镇痛药和秋水仙碱。有人还网购某些所谓的"神药"和"天然药物"服用，其实这些药物往往是以镇痛药为主，并不针对高尿酸血症治疗，从而延误病情。另外，痛风的慢性疾病过程也导致患者懈怠治疗，不愿意持续性就诊。

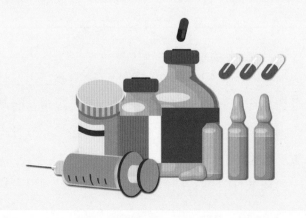

那么，在痛风的临床诊疗中，患者需要注重哪些问题呢？在痛风的急性发作期以镇痛为主，而在缓解期则需要预防痛风再次发作，需要定期在肾脏和风湿病专科门诊就诊。除此之外，生活方式的改善也非常重要。减轻体重（如果超重）、平衡膳食可帮助改善总体健康状况。健康饮食一般包括多吃蔬菜水果、全谷物和低脂乳制品，还须多喝水，避免脱水。含糖饮料和酒精可加重痛风发作，应限制摄入。

专家说

我们相信通过这些治疗，患者一定可以达到既能缓解痛风发作，又能避免肾脏损害的目的。

水肿就是患了肾病吗?

陈 瑾

 肾内科医生经常在门诊碰到这个问题"医生，我脚肿了，是不是肾不好了?"肾病确实可以引起水肿，但是水肿并不一定就是患了肾病。

我们先聊下肾病导致的水肿吧！肾病引起的水肿通常容易出现在眼睑、面颊等组织松弛部位，晨起明显。如果肾病加重，可出现足踝等下肢部位水肿，严重时可波及全身。诊断肾性水肿很简单，查个尿常规发现有血尿或（和）蛋白尿，通常就可以诊断啦。

还有一些其他疾病也可以出现水肿，常见的有：

1. 心源性水肿

这是由于心脏不能正常泵血，静脉血管内压力增高，血液中的水分渗出到组织间隙内形成的水肿。心源性水肿的特点是先发生于双侧下肢下垂部位，逐渐遍及全身。超声心动图、脑钠肽等检查可以评估心脏功能和容量状态，也可以通过静脉压的测定来确诊。

2. 肝源性水肿

肝硬化引起的水肿通常以腹水为主要表现，而患者四肢及颜面部水肿并不常见。当了解到患者有肝病病史、腹部CT检查有肝硬化影像学改变、肝功能检查有异常时应当考虑肝源性水肿。

3. 黏液性水肿

这是甲状腺功能低下导致的一种水肿，其特点是全身性水肿，但是按压皮肤不会出现凹陷性改变。通常这类患者还伴甲状腺功能低下的其他症状，如怕冷、反应迟钝、皮肤苍白或蜡黄色。通过抽血检查甲状腺功能可以发现相关激素水平降低。

4. 静脉血管性水肿

下肢静脉曲张、下肢静脉血栓等可导致下肢静脉功能不全。此类水肿可为单侧或双侧下肢水肿，晨起消失，下午加重。当怀疑存在这类水肿时需要做下肢静脉的血管彩超检查。

5.特发性水肿

女性常见，多在立位活动后出现下肢凹陷性水肿，也可以出现眼睑和面部水肿、上肢远端肿胀。往往患者的尿常规、甲状腺功能、心脏、肝脏及血管等相关检查结果均是正常的。这种找不到原因的水肿称为特发性水肿，一般认为是女性内分泌紊乱所导致的，月经周期紊乱、炎热气候等可能是诱因，一般不会引起严重后果。

6.营养不良性水肿

此类水肿是由于患者长时间营养不良，导致低蛋白血症，引起的全身水肿。通常见于慢性感染、长期腹泻、长期素食以及小儿喂养不当等。血浆总蛋白、白蛋白水平降低是主要的诊断依据。

中药使用不当
会引起肾病吗?

陈 瑾

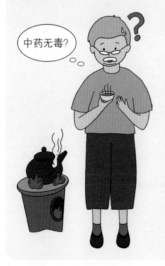

大家一定会很纳闷,中药会引起慢性肾脏病吗?中药没有副作用吗?很多治疗肾病的药不就是中成药吗?下面我们就来谈谈中药和慢性肾脏病的关系。

中药无毒?

中药以天然的植物、动物和矿物为主要来源,药性多较温和。但是无论中药还是西药均可能引起患者的不良反应,"是药三分毒"是我们老祖宗对药物最精辟的认识。"毒性"是治疗原理所在,运用得当,便能治病;运用不当,便表现为

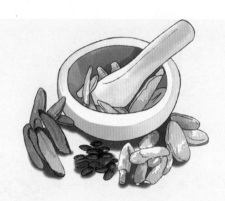

不良反应。如果过于迷信中药无毒、无副作用，长期、超量、盲目地服用，甚至把某些中药当作保健品服用，就可能会导致肾脏损害。临床上中药引起的肾脏损害可以表现为急性肾功能不全、慢性间质性肾炎、慢性肾功能衰竭、肾小管酸中毒等。

中药是怎么引起肾病的呢？中药成分本身比较复杂，药物作用机理不是十分清楚，引起肾脏损害的原因归纳起来如下：首先，一些中药含有马兜铃酸，具有肾毒性。例如关木通、广防己、青木香因含有大量马兜铃酸成分已被禁止作为药物使用，但是仍有人因为误服这些药物而导致肾功能不全。其次，一些中药可导致特殊体质人群发生肾脏损害。例如大部分人使用穿心莲后都没有问题，但是有文

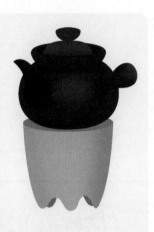

章报道一些人使用穿心莲内酯注射液后出现急性肾功能不全的情况。再次，不合理的药物配伍导致肾毒性。很多人认为中西药同用可以增加治疗效果，但是实际情况并不全是这样。有些中药和西药联合使用，药物成分间可发生相互作用，患者服用后易出现不良反应。例如富含有机酸的山楂和磺胺类药物同用时可以使磺胺类药物的溶解度降低，在肾脏形成结晶。最后，长期或超剂量使用中药也可导致肾损害。中药治病也讲究疗程和辨证施治，如果违背用药原则，长期服用或过量服用可能造成不良后果。

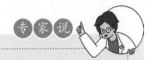

一定要在正规医院医生指导下使用中药，并且严格遵从医嘱，才能最大限度地发挥中药的治疗效果，避免发生中药导致的肾病。

镇痛药会引起肾病吗?

高 辉

疼痛是日常生活中最常见也最扰人的症状，因而镇痛药应用很广泛。适当应用镇痛药，确实可以缓解机体的疼痛不适，达到对症治疗的目的。但有些人习惯性地将镇痛药当成常备药，一有疼痛症状立即服用，殊不知，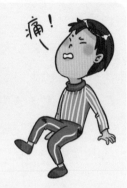镇痛药使用不当可引起消化道黏膜溃疡、胃出血、血小板减少性紫癜和支气管哮喘等，更严重的是经常使用镇痛药的人可能出现肾乳头坏死或间质性肾炎，甚至肾功能衰竭，医学上称为镇痛药性肾炎。该病发病的高峰年龄在50岁左右，女性的发病率为男性的4倍。

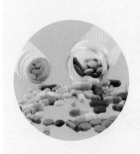

镇痛药性肾炎一般起病十分缓慢，经常见于因疼痛而长期服用镇痛药的患者。患者逐渐出现多尿、夜尿及烦渴等症状，表明肾脏浓缩功能已发生减退。早期出现无菌性脓尿是本病的临床特点之一，发生率高达50%，这是变性坏死的肾乳头脱落所造成的。脱落坏死的肾乳头组织还能引起肾或输尿管绞痛和血尿，尿常规有时提示有微量白蛋白。一些患者的血压轻度增高或并发高血压。大部分患者一直到晚期也很少出现水肿现象，尿常规有时提示有微量尿蛋白，因此，该病症状不明显，往往得不到应有的重视。

镇痛药的种类非常多，最常见的一类是非甾体抗炎镇痛药，平时老百姓能够在药店买到的基本都是这一类，如阿司匹林、芬必得等。

镇痛药不是不能用，而是不能滥用，只要使用

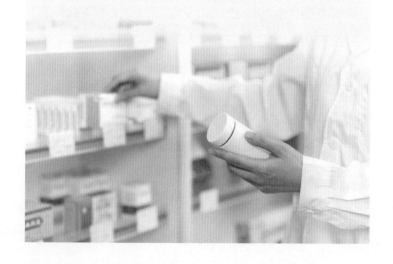

得当，是可以缓解机体疼痛和
避免副作用的。使用镇痛药要
遵循少用、不滥用、在医生指
导下使用的原则。自己能明确
疼痛的原因，如感冒出现的头
痛或者腰部扭伤出现的疼痛，
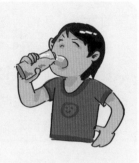
在治病的同时，按照说明书的方法服用一些镇痛药
免受疼痛折磨，一般无大碍。但有些复杂的疼痛，
如突然出现的疼痛或者内部脏器的疼痛，在弄清病
变性质之前贸然服用镇痛药，虽可暂时缓解症状，
却极易掩盖病情，致使医生无法作出正确判断，贻
误治疗时机。因此，一旦出现这类疼痛，最好先别
服用镇痛药，应及时到正规医院进行诊治。必须服
用镇痛药时要注意多饮水，以增加尿量，提高药物
的溶解度，避免析出结晶而损伤肾组织。长期服用
镇痛药者，要定期进行全面的泌尿系统检查，一旦
出现夜尿增多、轻度贫血、血压升高，要尽早去医
院诊治，以防止镇痛药性肾炎的发生。

为何我容易长肾结石，该怎么办？

蒲蕾

人体排泄的尿液里边除了水，还有大量机体代谢的废物，其中很多都是促结石形成的物质，当"水分"减少，或"成石成分"过多，就容易在尿道形成结石。

为什么有的人容易发生肾结石呢？

引起肾结石的原因有很多，机体如果出现了以下问题就容易产生结石：

1. 代谢异常

尿液内常见的"成石成分"包括钙、草酸、尿酸和胱氨酸等。过多摄入含这些成分的食物，或机体代谢紊乱造成这些成分在尿液中

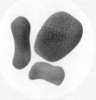

的浓度明显升高，就可能促使结石形成和生长。

2. 局部因素

泌尿系统局部因素所致的结石，多是在其他病变的基础上形成的。尿路梗阻是诱发结石形成的主要局部因素。梗阻可以导致感染和结石形成，而结石又是尿路中的异物，又会加重梗阻和感染，进一步促进结石的生长。

3. 药物相关因素

药物引起的肾结石占所有结石的1%~2%。能引起肾结石的药物有两大类，一类是在尿液中的浓度高而溶解度比较低的药物，如氨苯蝶啶、磺胺类药物等；另一类是能够诱发结石形成的药物，包括乙酰唑胺、维生素D、维生素C等。这些药物的不合理使用容易导致结石的形成。

那么得了结石应该怎么办呢?

1. 注意饮食。尿路结石中以草酸钙结石最为常见。易患结石的患者应当控制含钙食品或药物的摄入。菠菜、浓茶、番茄、坚果等食物的草酸含量很高,摄入过多会造成草酸盐结石的形成,应限量食用。

2. 每天要坚持大量饮水,通过饮水来增加尿量,使得尿液中"成石成分"的浓度得到稀释,减少晶体沉积。

3. 小于5毫米的尿路结石是可能自行排出体外的,可以通过跳跃等运动方式促进排出。但如果结石大于5毫米,或已经有结石堵塞尿路,则需要咨询泌尿外科医生进行相应治疗。

4. 反复发生结石的患者,可以到有条件的医院进行结石成分检查,以指导进一步的治疗;还需要注意排查一些影响钙、维生素D等矿物质代谢的内分泌因素,必要时到内分泌专科就诊。

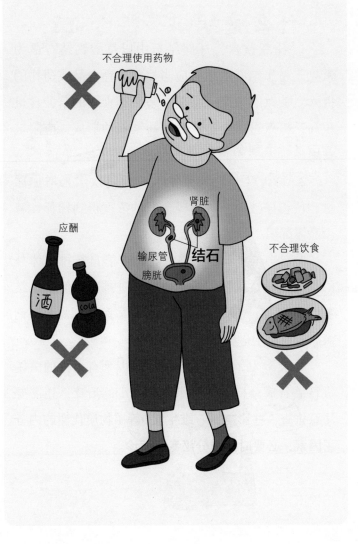

什么是胡桃夹综合征?

陈 瑾

一说起胡桃夹大家应该想到这个吧?
这可是一个剥胡桃的好工具。
可是这和肾病有什么关系呢?

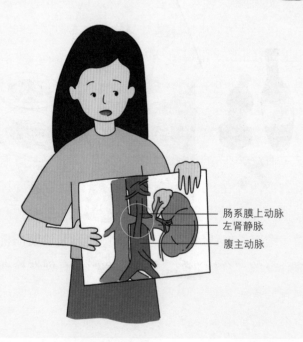

肠系膜上动脉
左肾静脉
腹主动脉

我们说的胡桃夹现象也叫左肾静脉受压，是指左肾静脉在腹主动脉和肠系膜上动脉近端之间受到挤压，常伴有左肾静脉血流速度的下降、受压处远端静脉的扩张。胡桃夹现象引起的血尿、蛋白尿和左腰腹痛等一系列临床症状，就称为胡桃夹综合征。大家可以想象一下，左肾静脉就像一个胡桃一样被夹住啦!

胡桃夹综合征的主要发病人群是儿童及青壮年。在正常情况下腹主动脉与肠系膜上动脉之间的夹角里面有脂肪、淋巴结等填充物，胡桃夹综合征患者填充物少、夹角变小，导致左肾静脉受压。患者剧烈运动、久站等可诱发血尿或使血尿反复发作。

通常诊断胡桃夹综合征需要有典型的临床症状（血尿、蛋白尿，尤其在直立后加重），影像学检查证明存在"胡桃夹"样结构，同时也需要排除其他可能引起相关症状的病因（例如泌尿系统的肿瘤、结石，IgA肾病）。左肾静脉造影是诊断胡桃夹综合征的"金标准"，但血管造影是有创性检查，临床开展不方便，因此无创的彩超检查成为临床诊断本病的常用手段。

患了胡桃夹综合征该怎么办呢?

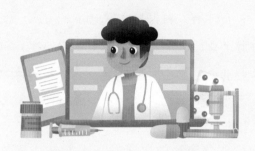

　　首先不要惊慌和焦虑。该病是一种良性疾病,一般不会引起肾功能不全。大部分儿童、青少年患者随着自身生长发育,肠系膜上动脉起始部周围脂肪及其他结缔组织增加、左肾位置改变,胡桃夹现象可能得到改善。那些只是反复出现血尿或蛋白尿,没有显著腰疼的患者,不需要吃药,平时只需要注意避免剧烈运动和久站,定期肾内科门诊随访。如果成人患者反复出现肉眼血尿,伴有严重精索静脉曲张或不能忍受的腰痛,就可考虑采用外科手术治疗。

肾病综合征
为什么容易复发?

洪大情

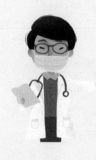

肾病综合征是肾病的常见临床表现，可由多种病因引起，是表现为大量蛋白尿、低蛋白血症、高度水肿、高脂血症的一组临床症候群。经过规范治疗，患者的蛋白尿可以完全消失，临床上称为完全缓解，但不少患者会在完全缓解后再出现蛋白尿，甚至频繁出现蛋白尿治愈后又复发，原因是什么呢？

首先，不同病因（主要是肾病的不同病理类型）引起的肾病综合征，其治疗方案、治疗效果以及复发的情况不一样。

其次，感染是引起肾病综合征复发的重要诱因。肾病综合征患者常常需要使用激素及免疫抑制剂等药物，这些药物导致机体抵抗力下降，因此较一般

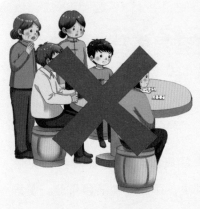

人容易发生感染，感染后蛋白尿可增加，造成疾病复发。因此，肾病综合征患者日常生活中应做好个人防护，减少聚集，注意个人卫生，避免发生感染。

最后，用药不规范。部分肾病综合征患者对于激素治疗敏感，蛋白尿可很快消失，一些患者便自作主张，自行减少药物剂量或者停药，从而导致疾病的复发。并且，不同病因的肾病综合征采取的治疗方案和疗程也不尽相同，患者一定要遵从医生的医嘱进行相应的监测和药物调整，以避免病情反复。

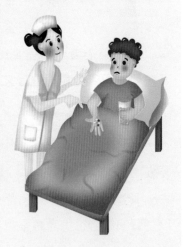

肾病综合征容易复发的原因

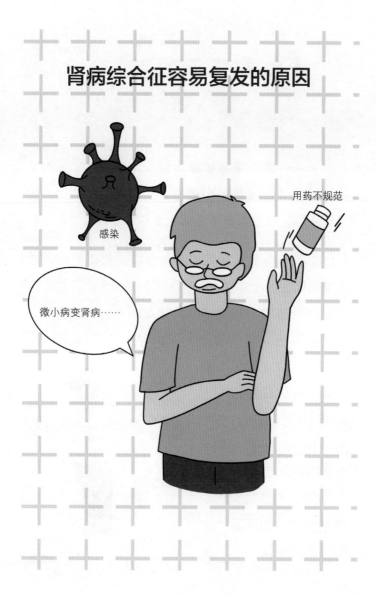

什么是先天性肾缺如？

洪大情

某天，路人甲到医院体检，拿到报告，上面写着左肾缺如！啥意思？缺如，就是没有，少了一个"腰子"，那到底是不是病？要不要紧？该怎么办？

先天性肾缺如指的是一侧肾脏组织不发育，造成肾脏缺失，也叫孤立肾，属于发育异常。

那么要紧不？由于肾脏具有强大的代偿功能，一个肾脏基本能满足日常的生理需求，因此，大多数患者可以无任何临床表现，往往在体检的时候通过彩超检查才发现。在一般情况下不需要特别的治疗。

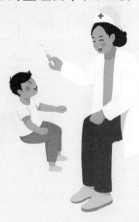

先天性肾缺如者该怎么办？先天性肾缺如人群由于仅有一个肾

脏，代偿能力较正常人群较低，因此，需要避免对肾脏有影响的治疗或检查，定期随访。

平时需要注意避免应用对肾脏有害的药物，比如一些抗生素（如链霉素、一代头孢类药物），解热镇痛药或者部分中药等，在使用前需要咨询医生以选取对肾脏损伤较小的药物。同时，避免进行肾脏有创性操作，比如肾穿刺，一旦肾脏受创伤，代偿能力不足很容易引起肾功能异常。当肾脏相关检查无异常时，无须特别治疗，如果肾脏损伤指标出现异常，建议前往肾内科进行相应的治疗。

先天性肾缺如患者可以定期进行肾脏相关的检查，包括尿常规、肾功能及泌尿系统彩超，指标出现异常及时就医。

天哪！我只有一个肾吗？

我弟弟只是发育异常？

妊娠期出现蛋白尿怎么办？

王 蔚

在日常工作中，经常有准妈妈们拿着尿常规检验单就蛋白尿的事情向肾内科医生咨询，下面我们就一起来聊一聊妊娠期蛋白尿。

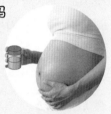

妊娠期出现蛋白尿的原因

通常我们认为正常人的尿蛋白排泄量24小时内大于150毫克时就是异常的。在正常妊娠的情况下肾脏可发生生理性改变，包括肾脏体积增大，肾血流量、肾小球滤过率和肾小球基底膜通透性增加等。这些改变可共同导致24小时尿蛋白排泄量明显增加，但一般都不超过300毫克。此为生理性蛋白尿，该种变化可在产后42天恢复至孕前水平。

但如果妊娠前蛋白尿持续存在时间大于3个月，提示可能存在慢性肾脏病、糖尿病肾病、狼疮性肾

炎等。在妊娠期间这些基础性肾病
的病变可加重，妊娠早期可出现蛋
白尿明显增加。此外，妊娠期间还
可出现各种妊娠并发症如子痫（一
般在妊娠20周后出现），也可导致
妊娠期蛋白尿的形成。

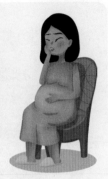

妊娠期蛋白尿的危害

研究发现，妊娠期大量且持续存在的蛋白尿和
不良妊娠结局有关，如胎儿生长受限。大量蛋白尿
一方面可直接对肾小管上皮细胞产生毒性作用，另
一方面还可通过免疫介导作用造成肾脏损伤，这些
都可以引起肾脏病变慢性发展，最终发展为慢性肾
功能不全。因此，妊娠期蛋白尿应受到准妈妈们的
重视，及早地预防和治疗。

妊娠期蛋白尿的预防措施

那么在日常生活中，有什么措施可以帮助准妈
妈们预防妊娠期蛋白尿的发生呢？我们总结出以下
几个要点，希望可以帮助到各位准妈妈。

1. 进行孕前检查

孕前完善尿常规和肾功能检查。当确诊尿蛋白阳性时，须咨询肾内科医生，排除肾脏基础疾病；

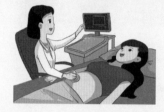

若存在慢性肾脏病，须经过正规治疗并评估是否能够妊娠，再进行有计划的受孕。

2. 注意休息

准妈妈从妊娠早期就须合理安排作息时间，休息好。

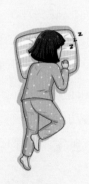

3. 控制盐的摄入量

正常人每日盐的摄入量在6克之内较为合适，对于患有肾病的准妈妈来说更须严格控制盐的摄入量。

4. 及时就诊

当准妈妈出现了妊娠期蛋白尿时，须及时到医院就诊，积极配合医生的指导，尽早治疗，减轻肾脏损伤和对胎儿的危害。在肾内科和妇产科医生评估后，必要时可适时终止妊娠。

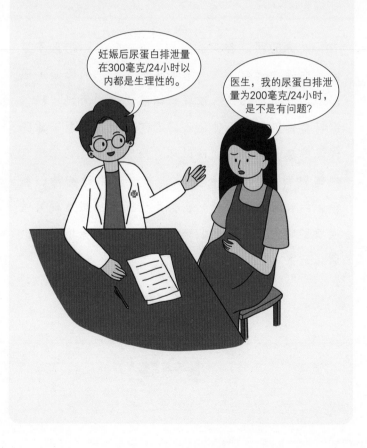

什么是夜尿增多、少尿和无尿？

吴姝焜

人体的肾脏每天滤过约200升血液，相当于把全身血液过滤40多次，最终形成1~2升的废液（尿液），并排出体外。这样可以防止体内废物堆积，保持身体健康。人体每天排泄的尿液蕴藏着丰富的代谢信息，与人体血液循环、器官功能、组织稳定性等具有密不可分的关系。通过对尿液的量、颜色、气味和成分进行分析，可诊断疾病或发现某些疾病的线索。下面我们来谈谈常见的夜尿增多、少尿和无尿。

夜尿增多

指夜间尿量大于750毫升或大于白天的尿量。大多数人睡觉前会排尿，在睡眠过程中不会排尿。

少尿和无尿

尿液主要通过肾脏产生和排泄，在排尿过程中体内物质会被代谢，排出一些毒素。正常人每天排尿量为1~2升，每天尿量小于400毫升，我们称为少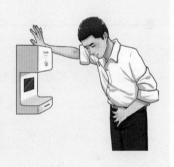尿，每天尿量小于100毫升称为无尿。如果有一天患者发现尿量急剧下降，意味着他的肾脏出现了严重问题，一定要立即去医院检查。

尿频就是患病了吗?

蒲 蕾

在日常工作中,医生经常会遇到患者到诊室很焦虑地抱怨:"医生,我为什么老是想要解小便,我是不是肾脏出问题了?""我因为尿频反复去过多家医院,检查后医生都说没有问题,我到底是哪里出了问题?"我们下面就来聊聊尿频这件事。

尿液在肾脏生成后经输尿管传输而暂存于膀胱,储存到一定量后,一次性通过尿道排出体外。排尿是受我们人体神经系统控制的复杂反射活动。正常成人一般白天排尿3~4次,夜晚0~2次,排尿次数明显增加即为尿频。导致尿频的原因可以是生理性的、心因性的,也可以是由疾病导致的。

生理情况导致的尿频

生理情况导致的尿频,往往伴尿量增加,常见于大量饮水、进食了含水量多的食物,或者服用了

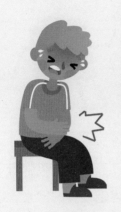

有利尿作用的药物后。尿量增多，排尿次数亦增多，这时候人们并没有其他不适的感觉。调整饮食或停止服药后排尿次数自然就会减少。在生理情况下也有伴尿量减少的尿频，比如准妈妈们随着妊娠时间增加，子宫不断增大，从而压迫膀胱，导致膀胱容积减少，出现尿频的表现。

心因性尿频

心因性尿频，通常表现为排尿次数时多时少，而且每次尿量不多。通常发生在白天或夜间入睡前。常常有明显的精神因素作用的"迹象"，比如焦虑、精神紧张时会出现排尿次数增加，但每次排尿量很少。常常各项检查结果没有异常。这种情况可进行心理干预和使用调节神经的药物治疗。

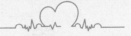

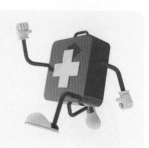

我们需要重视因为各种疾病因素导致的尿频。泌尿系统或邻近器官的炎症刺激是最常见的原因，比如急性膀胱炎、结核性膀胱炎、尿道炎、肾盂肾炎、外阴炎等，往往同时伴有尿急、尿痛的症状。非炎症刺激，比如尿路结石、异物等，也常常引起尿频的表现。还有导致膀胱容量减少的因素，比如膀胱占位性病变、结核性膀胱挛缩或较大的膀

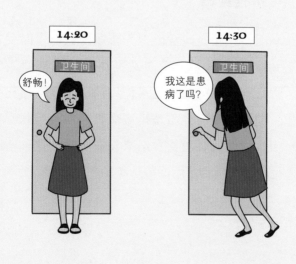

胱结石，也会导致尿频的表现。这些因素导致的尿频往往呈持续性，且每次排尿量少，相关的实验室检查会发现异常，需要针对病因治疗。糖尿病、尿崩症或者有肾脏浓缩功能障碍的疾病导致的尿频往往伴有尿量增多，需要进一步检查，针对病因治疗。

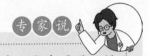

专家说

总之，尿频不一定就是病，找准原因，问题就会迎刃而解。

如何正确留取尿标本?

徐丹萍　丁涵露

尿液检测是诊断肾病最基本的方式,但检测结果会受到尿标本留取质量的影响。为了正确留取尿标本,需要注意以下几点。

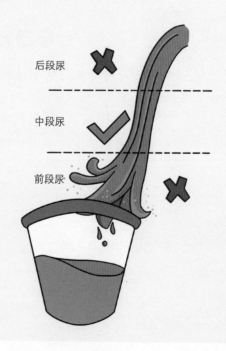

后段尿　✖

中段尿　✔

前段尿　✖

1. 保证尿标本清洁

女性受检者在收集尿标本时须先清洁外阴，避免混进白带。男性受检者则须清洁尿道口周围，避免混入前列腺液等杂质。

2. 留取中段尿

如果要求留取中段尿，就意味着排尿时开始的一段和最后的一段都不要，因为前段尿和后段尿容易被污染，影响检测结果。具体方法是在开始排尿时快速数"1、2、3"后再用尿杯接取不少于10毫升的尿液。

3. 收集晨尿

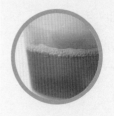

人体在夜间饮水量比较少，肾脏排出到尿液中的多种成分都储存在膀胱内并且被浓缩，因此晨尿可以提高尿液的阳性检出率。

4. 及时送检

尿标本长期放置会被细菌污染，尿中的细胞也会受到各种因素的影响，从而影响检测的准确性，因此尿标本留取后要在2小时内及时送检。

5. 女性月经期最好不留取尿标本

女性在月经期间、月经前后仍有少量分泌物时最好不留取尿标本。

6. 24小时尿蛋白定量标本留取方法

患者要准备一个干净干燥的容器（带盖的小桶或者干净的空矿泉水瓶），早晨起床后（比如7点）立即排尿，但是第一次尿液不要（因为这是前一天晚上的尿），此后每一次的尿液都要留在容器里面，直到第二天早上起床后（比如7点）再排一次尿，这次尿液为最后一次标本，将这24小时留取的尿液混匀，用量筒测量总量并记录，再用干净容器装尿液30毫升，就可以送到医院检查。

为何要反复做尿液检查?

王 蔚

尿液是肾病的一面镜子,通过检查尿液,医生可以获知肾病的种类和判断疾病的轻重程度。因此,尿液检查便是肾内科最常见的检查项目。大家有没有注意到很多时候医生都会要求受检者反复做尿液检查,这又是为什么呢?

第一,尿液检查不仅是早期发现部分肾病首选的检查方法,且被用来观察病情变化和治疗效果。尿液检查中的各项指标就是医生诊治疾病时的指示灯,患者用药一段时间后,用于评估治疗反应和治疗效果。

第二,尿液检查易出现假阳性或假阴性表现。例如,患者留取尿标本的方法不正确,可导致化验结果不准确。

第三,一次尿液检查异常,并不能判断受检者是否患有肾病,需多次检查以明确生理性或病理性原因。如剧烈运动可能使蛋白尿排泄增加；急性病期间可能出现一过性蛋白尿，为避免假阳性结果，应推迟24小时后再次进行检测。

第四，对于肾活检术后患者来说，反复的尿液检查至关重要。医生可以通过观察尿液检查指标，早期判断患者是否存在术后出血等并发症。

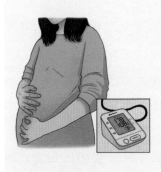

第五，孕妇可能因为孕期体形、脊柱、肾脏等变化，出现孕期生理性蛋白尿，但即便如此，也是极少量的。因此，如果孕妇反复检查出现尿蛋白阳性，须警惕妊娠高血压综合征、肾病等。

24小时尿蛋白定量和尿微量白蛋白有什么区别?

洪大情

正常成年人尿液每天排泄的蛋白质不超过150毫克,其中极少量是白蛋白(每天10~20毫克)。尿液中出现持续性蛋白质增加是肾脏损伤的指标之一,尿中的蛋白质质量越大,肾功能进行性损伤的风险越高。因此,临床上不仅仅要对蛋白尿进行定性,还需要进行定量,以指导临床诊疗方案的制订。

尿微量白蛋白检测主要检测尿液中的白蛋白水平,通常包括尿微量白蛋白/肌酐值(参考范围30~300毫克/克)及24小时尿蛋白(30~150毫克/24小时)。前者可通过留取任何时间点的尿液进行检测。肌酐是肌肉代谢的产物,尿液中肌酐的浓度相

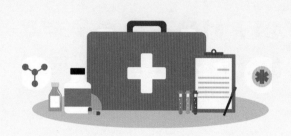

对比较稳定，而尿液中其他物质的浓度时有波动，肌酐可以作为校准因子，在检测随机尿微量白蛋白的同时进行肌酐的检测能提高尿蛋白检测的可靠性。24小时尿蛋白定量则需要收集24小时尿液，相对烦琐。

24小时尿蛋白定量除了检测尿液中的白蛋白之外，还可以检测其他蛋白质成分，包括本周蛋白（常见于多发性骨髓瘤）、肌红蛋白（常见于骨骼肌严重损伤）及血红蛋白（常见于急性溶血）。

在原发性肾小球肾炎中，微量白蛋白尿与24小时尿蛋白定量具有良好相关性，由于检测尿微量白蛋白/肌酐值留取标本方便，临床医生有时会选择用该检测方法来替代24小时尿蛋白定量。

如何解读肾功能指标？

蒲 蕾

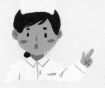我们的肾脏是由数百万的肾功能单位，即肾单位组成，它具有滤过筛出我们人体不需要的成分，经过浓缩、稀释，最终将这些成分通过尿液排出体外的功能。那我们如何来评价肾功能状况呢？

目前临床上常使用的反映肾功能的指标有血清尿素、血肌酐、肾小球滤过率等，准确地说是反映肾小球滤过功能的指标。

1. 血清尿素

血清尿素是人体蛋白质的代谢产物，主要是经肾小球滤过而随尿液排出体外，当肾实质受损害时，肾小球滤过功能降低，致使血清尿素浓度增加。但其反映肾功能的敏感性和特异性欠佳，其浓度在肾功能下降至正常值的50%的情况下才会明显升高。患者有高蛋白饮食、感染、消化道出血、有效循环血容量不足、心力衰竭等情况，均会导致血清尿素升高。

2. 血肌酐

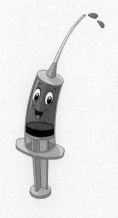

血肌酐浓度可在一定程度上反映肾小球滤过功能的损害程度。当肾脏受到损害，肾小球的滤过功能降低达到一定程度时，血肌酐浓度会升高。早期或轻度肾功能损害时，由于肾的代偿能力很强，血肌酐浓度可以表现为正常，当肾小球滤过功能下降为正常值的30%~50%时，血肌酐浓度才明显上升。血肌酐浓度会受到年龄、性别、肝功能、肌肉容量等因素的影响。

3. 肾小球滤过率（GFR）

该指标不能直接测定，只能用某种物质如血肌酐的肾脏清除率或血浆清除率来推测。目前常用血

肌酐结合人口统计学特征开发
的评估方程进行计算。慢性肾
脏病分期是以肾小球滤过率作
为判断标准的。

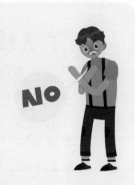

　　但是以上指标正常，就能
说明我们的肾脏没有问题吗？
当然不是。因为在肾脏发生功
能异常、出现功能失代偿状态以前，肾脏已经受到
损伤，所以临床还有许多反映肾脏损伤的指标。比
如反映肾小球损伤的指标：尿常规中的尿沉渣、尿
微量白蛋白、24小时尿蛋白定量；反映肾小管损伤
的指标：尿常规中的尿比重、尿渗透压、尿pH值、
尿糖以及尿 α_1 微球蛋白、尿 β_2 微球蛋白、尿电解质
等。重视肾脏损伤标志物的检测，有利于帮助我们
对肾病早发现、早诊断、早治疗。

肾活检有哪些意义?

张 萍

肾活检[*]是诊断肾实质性疾病的重要手段，经皮穿刺肾活检通常在实时超声引导下实施，创伤很小，肾功能异常的患者经过医生评估没有禁忌也是可以进行肾活检的。大多数肾脏病变是弥漫性分布的，因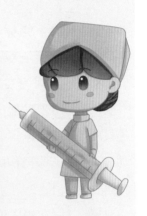此，一侧肾活检结果基本能代表双侧肾脏的病变情况。利用肾活检病理检查了解肾脏组织形态学的改变能够尽早明确疾病诊断，为后期治疗提供有利依据，且有助于判断预后。肾活检病理检查结果已经成为肾病诊断的"金标准"。肾活检的临床意义主要如下。

---

[*]肾活检全称为肾穿刺活体组织病理学检查，是将活检装置刺入肾目标区域后取肾组织进行病理检查的方法。

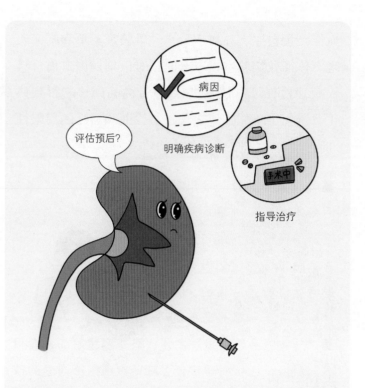

明确疾病诊断

指导治疗

1.明确疾病诊断

　　肾病在临床上属于常见病，类型较复杂，包括各种原发性、继发性及遗传性肾病，但不同类型的疾病在临床表现上很相似，很多都有

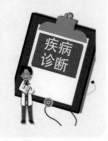

血尿、蛋白尿、高血压及水肿等表现。单靠临床表现、体征及实验室检查有时很难区别病因。而肾活检病理检查可以使超过1/3患者的临床诊断得到修正，避免了单凭临床表现进行诊断和治疗的局限性和盲目性，提高了疾病的诊治效率。

2. 指导治疗

肾活检结果可影响多达60%病例的治疗决策。肾活检可以评价肾小球疾病组织学急性和慢性程度，以及鉴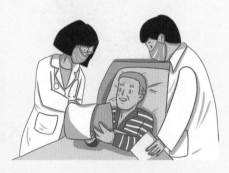别特殊病变，如间质性肾炎、急性肾小管损伤和血管病变，这些因素都可能对疾病的治疗方案制订很重要。有些患者虽然临床诊断基本明确，但肾活检能对疾病分型和个体治疗提供极大的帮助，如狼疮性肾炎、系统性血管炎等。

3. 评估预后

肾活检病理检查可以了解肾病变的程度，以更为准确地评估患者的预后。

另外，有时为了了解疾病的治疗效果或病理进展情况还需要重复进行肾活检，因为肾病的不同发展时期其组织病理的改变也不一致。例如，IgA肾病或狼疮性肾炎，其病理表现涵盖了从接近正常的肾组织到多数肾小球硬化的任一发展阶段。第一次肾活检仅能代表当时的肾脏情况，而不能反映目前的肾脏改变。在临床治疗中，出现效果差或不能解释的病情变化，就需要重复肾活检。

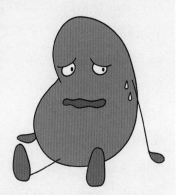

肾活检怎么做？

邹玉蓉

肾活检是肾病诊断中一个非常重要的参考依据，为很多肾病的诊断、治疗、预后判断提供了重要的参考，被广泛应用于肾内科临床。

一般肾活检是在超声引导下完成，大多数时候需要住院，因为穿刺是有创的，存在一定风险（常见出血、血肿），患者是否需要肾活检必须经肾内科医生进行充分的评估、完善相关检查后才能确定，且在确认穿刺相对安全的情况下择期施行，具体步骤和注意事项如下。

1. 穿刺前患者可以俯卧在床上做几次呼吸训练（吸气后屏住呼吸），穿刺前不需要禁饮、禁食，但穿刺当天不宜进食过饱。穿刺时患者一般取俯卧位，需要短暂屏住呼吸数秒钟，以免进针时肾脏因呼吸上下移动造成组织划伤。

2. 医生在患者背部定位好后进行皮肤消毒和局部麻醉，一次性肾活检穿刺针安装在自动或半自动肾穿刺活检枪内，医生嘱患者先吸气屏住呼吸后再触发活检枪按钮，瞬间即可取出肾组织，患者一般没有痛感，医生会视取样情况穿刺2~3次。

3. 肾穿刺后患者一般需要卧床休息一天，观察小便有无活动性出血情况。24小时后，如没有异常，即可下床活动，一个月内避免剧烈运动。

肾活检技术已经是一项非常成熟的技术。因穿取的组织体积小，直径不到1毫米，长度一般在1厘米左右，对患者肾功能影响甚微。穿取过程通常安全无痛，所以患者朋友不用紧张，也不用担心对肾功能有影响。

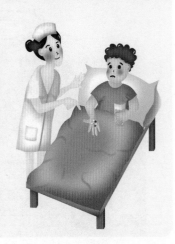

当极少数患者因体形肥胖或肾脏位置过深、过

高，经皮肾活检不能穿取到肾组织，而肾活检病理检查对诊断和治疗又非常必要时，也可考虑采用全身麻醉后腔镜直视下取肾组织的方法，但此种方式创伤相对较大，花费也高，需要充分地讨论和权衡利弊。

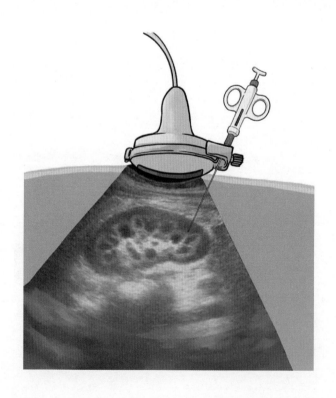

肾活检后有运动禁忌吗？

张 萍

经常有患者问："肾活检后能不能运动？有什么运动禁忌呢？"

我们先了解一下肾活检的并发症，有出血、疼痛、形成动静脉瘘等，其中出血是主要的并发症。相比其他部位活检，肾活检后出血风险最高，大多数临床严重出血是在活检后12~24小时发生。

为减少术后并发症的发生（尤其是出血），要求患者术后卧床休息24小时，在此期间，医护人员将监测患者的血压、脉搏，查看尿液和血液检查结果。无相对禁忌证的患者严格卧床6小时后即可在医护人员的监护下进行适当的床上活动（如活动头部、上肢、下肢，换侧卧位或翻身）。肾活检后患者会接受肾脏彩超检查。如果检查提示没有肾脏出血，患者卧床休息24小时以后可以下床活动，一周以后可以适量正常活动，但不能做体力活或较为剧烈的运动。大多数患者需要等待至少2周之后在肾内科医生的指导下逐渐恢复剧烈的活动。而对于有出血的临床危险因素的患者（如患有高血压、肾小球滤过率降低、贫血、年龄较大），建议在一个月之内都不去做剧烈的运动，包括竞技类的运动，或者能够明显增加腹压或者增加肾脏负担的运动，有可能使进行过穿刺的肾脏出现出血、刺激，或负担过重引起肾功能损害等情况。

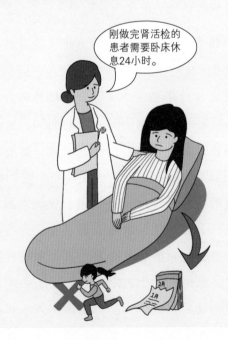

刚做完肾活检的患者需要卧床休息24小时。

肾脏超声检查有什么意义？

吴姝焜

关于肾脏的体检项目有很多，但如果目的只是普通的健康体检，通常只需要检查尿常规、肾功能以及肾脏超声就可以基本筛查出肾脏是否有病变。

超声检查是临床上使用频率很高的一种体检方式，是肾内科较为常用的检查手段，它能迅速地判断肾脏位置、外形和大小，在肾病的诊断、疗效观察和预后判断方面有着十分重要的意义。

优点：无创、无痛苦，而且便捷、廉价、普及性高。

肾脏超声检查适应证包括肾脏先天性异常、肾脏囊性疾病、肾脏实质肿瘤、肾脏感染性疾病（肾结核、肾脓肿）、肾创伤、肾结石、尿路梗阻、肾血管疾病、肾实质弥漫性疾病等。

检查方法：只做肾脏检查无须特殊准备，如果是泌尿系统超声，则需要大量饮水使膀胱充盈，以便了解输尿管和膀胱的状态。

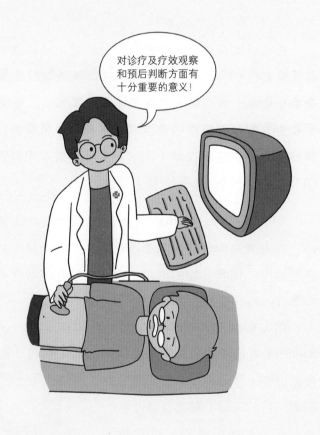

慢性肾脏病怎么分期?

邹玉蓉

慢性肾脏病是指各种原因引起的肾脏结构或功能异常超过3个月，包括出现肾脏损伤标志物（如微量白蛋白尿、尿沉渣异常、肾小管相关病变、组织学检查异常及影像学检查异常）或有肾移植病史，伴或不伴肾小球滤过率（GFR）下降，或不明原因GFR下降（小于60毫升/分钟）超过3个月。

其中肾小球滤过功能是肾脏最重要的功能之一，在判断慢性肾脏病的严重程度、肾功能异常的进展速度、调整药物的剂量，以及判断肾脏替代治疗等方面均有重要意义。

用一种叫菊粉的物质来检测的GFR是最准确的，但是这一检测过程十分烦琐，并不适用于临床。目前国际上都推荐通过血肌酐联合年龄、性别、体重和

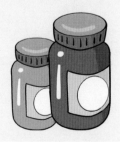

种族等变量来估测GFR，常用的有Cokcroft-Gault方程（CG方程）、肾病膳食改变方程（MDRD方程）和慢性肾脏病流行病学合作研究方程（CKD-EPI方程），CKD-EPI方程准确性较高。这些公式都被做成专门的计算软件供大家使用。

也许大家会问，为什么不用血肌酐来进行慢性肾脏病分期？虽然肌酐是肌肉组织中肌酸的代谢产物，每天生成量是恒定的，不被肾脏代谢，可自由通过肾小球滤过，测量方便经济；但肌肉容积、肾小管对肌酐的排泌以及肾外排泄都会影响血肌酐。当GFR下降到正常的1/3时，血肌酐才开始升高。严重肾病患者有约2/3的肌酐从肾外排泄，尿中肌酐约60%经肾小管排泌。因此，在肾功能下降的早期和晚期只用血肌酐来判断肾小球滤过功能不够准确，会造成对肾小球滤过功能的过高估计。

根据国际公认的美国肾病基金会制定的指南，根据GFR的变化，临床将慢性肾脏病分为5期，具体见表1。

表 1　慢性肾脏病分期

分期	特征	GFR [毫升/ (分钟·1.73米²)]
1期	GFR正常或升高	≥90
2期	GFR轻度降低	60~89
3a期	GFR轻到中度降低	45~59
3b期	GFR中到重度降低	30~44
4期	GFR重度降低	15~29
5期	终末期肾病（ESRD）	<15

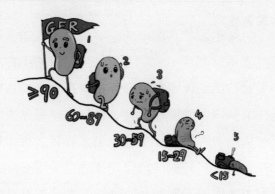

单位: 毫升/ (分钟·1.73米²)

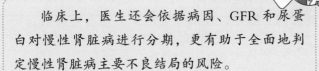

专家说

　　临床上，医生还会依据病因、GFR 和尿蛋白对慢性肾脏病进行分期，更有助于全面地判定慢性肾脏病主要不良结局的风险。

尿毒症是绝症吗？

张 渊

临床将慢性肾脏病分为5期，5期慢性肾脏病GFR<15毫升/（分钟·1.73米^2），即为老百姓所说的尿毒症期。

尿毒症是慢性肾功能不全的严重阶段，此时由于肾功能丧失，会出现一系列自体中毒症状。尿毒症的病因多为慢性肾炎、糖尿病、高血压、肾小管间质疾病、肾血管疾病、遗传性肾病等。谈到尿毒症，大家总是谈虎色变，认为得了尿毒症，就是进入了人生的末期，只能等待着生命的终结。在这里，医生明确告诉大家：尿毒症绝不是绝症。经过有效的治疗，患者常可拥有良好的生活质量与较长的预期寿命，10年生存率可达到82.2%。最长的肾透析吉尼斯纪录是由一个加拿大患者创造的，长达48年。

目前尿毒症期主要的治疗方式为药物治疗、营养支持以及肾脏替代治疗。肾脏替代治疗主要包括血液透析、腹膜透析以及肾移植。通过上述治疗，患者可回归社会、参加工作、正常生活，甚至可以怀孕生子。

慢性肾脏病什么时候开始肾脏替代治疗?

王 芳

随着疾病的进展,慢性肾脏病患者肾脏功能逐渐丧失,进入肾脏病终末期。肾脏替代治疗是慢性肾脏病终末期最主要的治疗手段,目的是延长寿命、提高生活质量、回归社会,主要治疗方法包括:血液透析、腹膜透析、肾移植,那么,什么时候开始肾脏替代治疗呢?

总的来说,肾脏无法完成它最基本的功能时,就需要替代治疗了。一般我们常常用检测估算肾小球滤过率(GFR)来判断进入肾脏替代治疗的时机,慢性肾脏病患者GFR在小于10毫升/(分钟·1.73米^2)时即可开始透析,当GFR在15~20毫升/(分钟·1.73米^2)时可以做透析前准备,比如建立动静脉内瘘,安置腹膜透析导管等。

但是,有些特殊情况就不能拘泥于GFR水平,需要提前进行肾脏替代治疗：①出现难以纠正的容量负荷过多（如重度水肿）或发生心力衰竭等；②持续而明显的恶心、呕吐；③持续进展的尿毒症脑病和神经病变症状；④反复发生很难控制的高血钾等。

另外，选择开始肾脏替代治疗如透析的时机其实仍然是一个充满争议的问题，GFR是一个简单的评判依据，也应该动态观察并结合患者的综合情况和本身的意愿判断。当患者合并一些特殊的疾病，如糖尿病、严重的心脏疾病，可能需要早一点开始透析治疗，更好地改善容量负荷，有利于患者心脏功能的改善，获得更好的生活质量。透析时机的选择需要根据个人具体情况和医生共同讨论和决定。

慢性肾脏病患者为什么会贫血？

陈秀玲

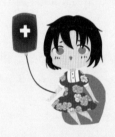

贫血是慢性肾脏病患者常见的并发症，随着肾功能变差，贫血会越来越常见，严重影响患者的生活质量和生存。那么，慢性肾脏病患者为什么会贫血呢？

慢性肾脏病患者贫血主要是因为肾脏产生的促红细胞生成素（简称促红素）减少，以及存在其他引起或加重贫血的原因。

促红素减少

肾脏分泌的促红素作用于骨髓造血系统，可以促进红细胞的生成。慢性肾功能不全时，肾脏分泌的促红素减少，就会出现贫血。

除了促红素的分泌减少之外，引起慢性肾脏病患者贫血的原因还有：

1. 红细胞寿命缩短

慢性肾功能不全时患者体内蓄积的毒素可以损伤红细胞，使红细胞脆性增加、寿命缩短，而患者体内红细胞生成慢，"现有"红细胞消耗快，"新的"红细胞还没生成，所以容易出现贫血。

2. 红细胞丢失过多

慢性肾功能不全患者由于凝血功能异常、血小板功能障碍等，常有急、慢性失血如胃肠道出血、月经量过多等，血液透析患者透析中失血也常见。

3. 造血原料缺乏

食欲缺乏、呕吐等可以造成慢性肾功能不全患者铁、维生素B_{12}、叶酸等造血原料缺乏，从而影响红细胞的成熟。蛋白质和能量不足都可能造成合成血红蛋白时原料不足。

4. 继发性甲状旁腺功能亢进症

继发性甲状旁腺功能亢进症是慢性肾功能不全患者常见的并发症，甲状旁腺激素可以抑制骨髓红细胞生成，严重的甲状旁腺功能亢进症可以导致纤维性骨炎，影响骨髓造血。

5. 其他

感染、慢性炎症、自身免疫性疾病、恶性肿瘤、血液疾病均会导致或加重慢性肾脏病患者的贫血。

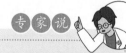

专家说

因此，当慢性肾脏病患者出现贫血的时候，首先应分析贫血的原因，使用促红素之前应该进行相应的检查，查找其他引起贫血的因素。这些因素也常常会影响贫血的治疗效果。

肾脏替代治疗方式有哪些？

彭 鲲

慢性肾脏病是指肾脏不能正常工作或结构出现异常。正常肾脏负责滤过血液，清除废物及多余的盐和水，而慢性肾脏病患者的肾脏滤过血液的能力缓慢减退，最终会完全停止工作。

有3种不同方式可以代替肾脏工作，包括：

1. 肾移植

术后新肾脏可替代原有肾脏工作。人体有1个肾脏即可存活。肾移植通常能让患者更好地回归社会，但常缺乏肾源，费用太高，并且需要终身使用抗排斥反应药物，以便机体接受新肾脏。

2. 血液透析

即通过透析机过滤血液。该治疗需要使用血液透析机，每次4小时左右，每周至少3次，持续治疗。血液透析目前在我国广泛开展，是我国慢性肾脏病患者最主要的肾脏替代治疗方式，需要在医院进行，需要在透析前建立专用的透析"通道"，经血液传播疾病的风险也相对较高。

3.腹膜透析

即患者每日自行向腹内灌注腹膜透析液进行透析。患者需要通过手术在腹部置入一根导管，并学习如何通过该导管灌注和引流出液体。腹膜透析设备相对简单，患者可以自己在家中完成操作，对于血管条件差、难以完成血液透析、行动不便的人群如儿童、偏远地区及需要上班的人群来说尤为合适。患者在进行腹膜透析时，需要每日数次更换腹膜透析液，应注意导管出口处是否有感染，以及腹膜透析液是否浑浊，一旦出现上述问题须及时与医生联系。

专家说

以上3种肾脏替代治疗方式各有利弊，患者可以根据自己的需要选择合适的肾脏替代治疗方式。

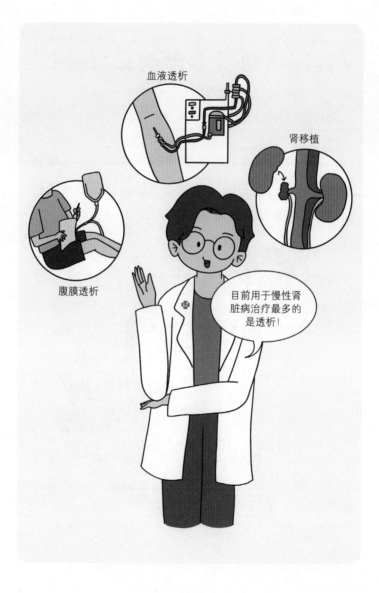

肾移植前需要做哪些准备?

陈秀玲

　　肾移植是尿毒症患者的首选治疗之一。与维持性透析相比,成功的肾移植可以提高大多数患者的生活质量并降低死亡风险。

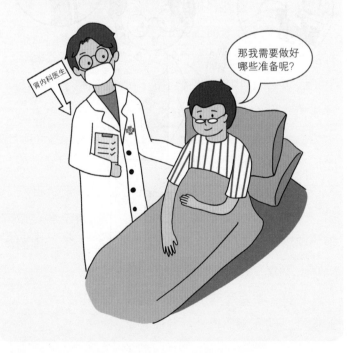

尿毒症患者通常有严重的并发症和共存疾病。这些并发症和共存疾病可能会给肾移植手术带来风险，影响患者的移植候选资格甚至移植后的存活率。那么肾移植前需要做哪些准备呢？

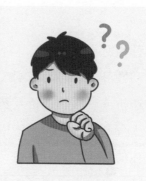

首先，患者到移植中心就诊，咨询并登记。医生要对患者进行全面细致的评估，目的是了解患者有没有不适合做肾移植的情况，确定肾移植在技术上是否可行，明确患者能不能耐受肾移植手术以及肾移植术后的免疫抑制治疗。评估内容包括患者的病史、手术史、输血史、原发病、各器官系统的功能情况，有没有活动性感染、肿瘤等。患者需要做一系列术前检查如血常规、血型、凝血功能、肝功能、肾功能、血脂全套、心肌酶谱、输血全套、微生物感染（如弓形虫、风疹病毒等）、人类白细胞抗原（HLA）全位点鉴定、HLA抗体筛查、心电图、心脏彩超、胸腹盆腔CT平扫、右/左侧髂内外动脉血管彩超、右/左侧髂内外静脉血管彩超等。

一般来说，在肾移植术前，患者病情应处于一种相对稳定的状态，不伴有感染、肿瘤、结核、活动性肝炎、心力衰竭等疾病。术前进行充分的血液透析或者腹膜透析及药物治疗，有效清除体内过多水分和毒素，纠正酸中毒和电解质紊乱，减轻尿毒症的症状，减轻贫血，控制血压，减少或消除心、肺、肝等重要器官的并发症，这对患者耐受肾移植和术后免疫抑制药物的治疗是非常有帮助的。

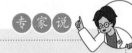

专家说

上述准备的目的就是明确患者目前是不是适合做肾移植。如果适合，尽量使每位患者能找到最适合的肾源，使患者手术风险及术后并发症的发生率尽可能降到最低。

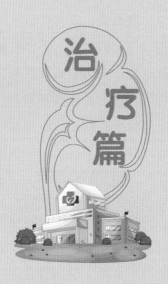

治疗篇

肾病患者该多久看一次医生？

冯韵霖

1. 急性肾功能不全

急性肾功能不全患者病情稳定后可以出院。但肾功能完全恢复正常之前，建议每2~4周复查一次血肌酐和电解质，监测肾功能好转情况。肾功能完全恢复正常之后可每2~3个月复查一次，肾功能稳定半年之后，可按照正常体检频率每年复查一次。

2. 慢性肾功能不全

慢性肾功能不全的治疗周期比较长，从数月到数年甚至终身需要治疗。为了及时防范肾病复发和加重造成危害，慢性肾功能不全的患者需要每1~3个月复查一次。

3. 进展风险小的肾病

对于病情进展风险小的肾病患者，比如单纯性血尿、薄基底膜肾小球病、尿蛋白量很少的慢性肾小球肾炎、左肾静脉压迫综合征以及尿蛋白完全缓解后已停药3个月以上的患者，可以每3~6个月复查一次，若肾功能保持稳定，可根据情况考虑按照正常体检频率每年复查一次。

4. 有一定复发和加重风险的肾病

对于有一定复发和加重风险的肾病患者，如果只有轻/中度蛋白尿和（或）肾功能轻度异常，尿蛋白和血肌酐没有明显波动，或是达到了临床治愈，复查频率可参照前述进展风险较小的肾病。如果疾病仍处于进展状态，例如中/重度蛋白尿未缓解、肾功能有较明显进展，需要加强监测，建议每2~4周复查一次重要指标，根据结果调整药物治疗方案。值得注意的是，很多治疗方案在使用1~2周后也需要复查指标，除了监测疗效之外，了解不良反应也是复查的重要目的。病情缓解后，可参照肾功能稳定的情况决定复诊频率。总之，要依据医生意见复诊，复查，监测肾病进展。

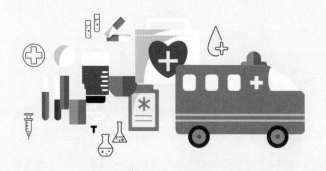

如何正确测量血压？

冯韵霖

　　测量血压需要选择正确的血压计和使用正确的测量方法。目前使用的血压计主要是电子血压计。

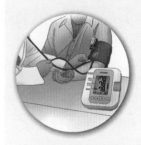

　　电子血压计能自动测量血压，不需要太多的测量技巧，使用方便，尤其适合家庭自测血压。在测量准确性方面，优选上臂式电子血压计。只要是通过了医疗器械生产许可认证的上臂式电子血压计，准确性应该是可靠的。目前各国高血压防治指南都推荐在家使用电子血压计自测血压。电子血压计有很多品牌，大家可以根据需求选择。

　　测量血压时有一些注意事项需要留心。测量前不要运动，半小时内最好不要吸烟、喝浓茶或咖啡之类的饮料，在安静环境下平静休息至少5分钟。测量时，脱去被测手臂上较厚的衣物，露出上臂或者只保留较薄的衣物。将血压计袖带套在上臂，袖带下缘距离肘窝上方2~3厘米（约一个中指宽），扎紧袖带，以袖带下方能塞进两个手指为宜，不宜过紧或过松，否则会影响测量准确度。然后按下测量按钮，电子血压计会自动充气、放气，显示血压数值和心率数值。重复3次后取平均数。测量时手臂位置与心脏保持同一水平，不要走动或说话。可以每隔3分钟重复一次，取两次读数的平均值记录收缩压和舒张压。

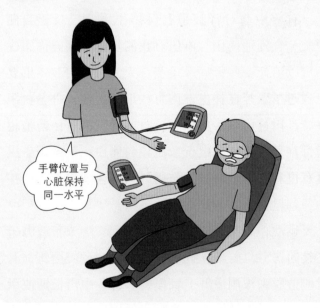

肾病患者可以吃中药吗？

高 辉

大家都听说过"是药三分毒"，的确，很多药物使用不当都有可能造成肝、肾损害。还有些人说"西药副作用大，中药没有副作用"，因而盲目吃各种中药，那么肾病患者可以吃中药吗？

有些中药对肾脏是有保护作用的，只要我们正规、合理地使用，不但对我们身体有保健作用，还可以治疗一些肾病。黄芪、人参、当归、冬虫夏草、淫羊藿等在补虚方面有一定的功效；丹参、银杏叶、川芎可以活血化瘀，改善肾脏供血；雷公藤有抑制异常免疫、减少蛋白尿的作用；黄芪、冬虫夏草也有减少蛋白尿的作用。只要合理使用，这些中药对肾病是有治疗作用的。

哪些中药肾病患者不能吃？其实，不论中药还是西药，只要不正规使用或者超剂量使用，都有可能造成副作用或肝、肾损害。有些中药长期使用

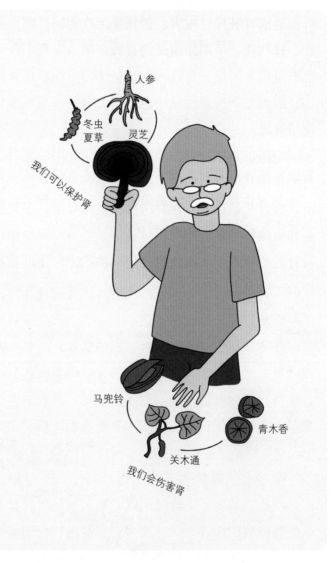

人参

冬虫
夏草   灵芝

我们可以保护肾

马兜铃

青木香

关木通

我们会伤害肾

可能造成肾脏慢性损害，但只要治疗期间严密监测肝、肾功能，短期使用是没有关系的。有些中药常规剂量没有明显肾毒性，但超量使用可能造成肾损伤，因而要严格遵医嘱用药，切勿擅自加量或延长使用时间。

中药也是把双刃剑，在发挥治疗作用的同时，可能带来其他脏器的损害。肾病患者只要不道听途说、盲目听信他人，在肾内科医生指导下，正规服药和监测肾功能，定期门诊随访，就可以减少中药对肾脏的损害，从而使对肾病有益的中药更好地发挥治疗作用。

干细胞治疗慢性肾脏病有效吗？

彭 雷

干细胞是具有自我复制和多向分化潜能的原始未分化细胞。随着干细胞技术的发展及再生医学的兴起，干细胞治疗各种疾病的基础研究及临床研究越来越多，如骨髓移植已经成功应用于临床，治疗多种血液疾病如白血病等。那么，干细胞能否用于治疗慢性肾脏病呢？疗效又如何呢？

现有研究表明，包括胚胎干细胞、诱导多能干细胞和成体干细胞在内的干细胞能够降低组织学损害，减轻肾组织纤维化。虽然干细胞治疗慢性肾脏病的机制目前尚未完全明确，但已经证实干细胞移植对肾脏损伤组织存在保护作用。

值得注意的是，目前干细胞治疗慢性肾脏病的研究多集中在以动物为实验对象的基础研究上，以人为对象的临床实验证据尚不充分。并且由于慢性肾脏病的进展机制较为复杂，干细胞移植本身也还存在一些问题需要解决，比如治疗机制、安全性、伦理问题、移植方式、移植时机等，这些问题还需要更进一步的研究，值得关注的是干细胞的致瘤性可能会严重阻碍其临床应用。

因此，干细胞治疗慢性肾脏病仍不成熟，仍需更多实验和临床研究来评估其可行性和疗效。需要提醒大家的是，遇到一些不法广告提到干细胞可以治疗慢性肾脏病的时候需要提高警惕，干细胞治疗慢性肾脏病正在实验阶段，尚未正式进入临床，切勿轻信。

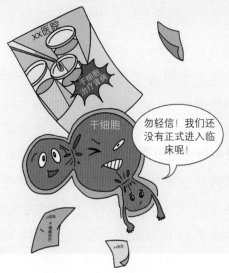

肾病水肿怎么治？

张 月

　　某人清晨起床洗漱，一照镜子，可能突然发现："啊，我的漂亮的双眼皮怎么没了？"或者突然发现："啊，我的脸怎么就胖了一圈了，眼睛都小了一圈了？我的肚子怎么突然长了这么多肉啦，腿也胖了，一按都一个大坑了……"

　　如果出现这些问题，就要当心了，这可能是被肾病缠身，需要去医院啦！如果被医生确诊是肾病水肿了，又该怎么治疗呢？

　　首先，应该从现在开始调整生活习惯，包括作息和饮食。这个必须自我约束，别人帮不了。什么熬夜打麻将啊，熬夜追剧啊，统统要说"再见"了。要早睡早起，保证充分的休息！还有什么马拉松、打篮球之类的剧烈活动，也要暂时说"再见"了。什么冬天光腿啊、雪地里穿比基尼啊要都避免，保暖永远比风度重要，避免受凉感冒最重要！

其次，除了作息，饮食习惯的调整也非常重要！要适当少饮水，因为多喝的水就真的会分散到脸上、肚子上和腿上。也要少吃盐，该跟火锅、串串和烧烤说"再见"了。然后要记住，酱油里面也有盐，蚝油里面也有盐，这些统统要少吃！

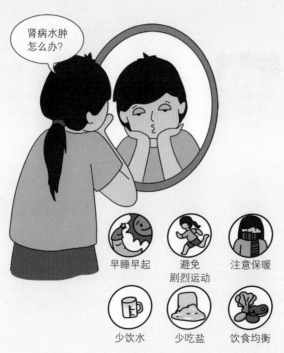

肾病水肿怎么办？

早睡早起　　避免剧烈运动　　注意保暖

少饮水　　少吃盐　　饮食均衡

还要少吃辛辣、刺激的食物。饮食保持清淡、结构均衡，切记不要盲目补充蛋白粉，因为吃进去也吸收不了，还有可能让本就过载的肾脏负担不了。

再次，在医生指导下，可以适当使用利尿药来减轻水肿。但是切记，利尿药治标不治本，一定要配合治疗肾脏的药物使用；而且利尿药有很多副作用，使用过程中也要跟医生多沟通。

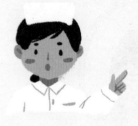

最后，要针对病因治疗，这是肾病水肿治疗的关键，可能会加用激素或免疫抑制剂。但是要注意，不是所有的肾病都需要加用这两类药，一定要在医生指导下使用。

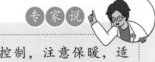

专家说

　　生活习惯调整，饮食控制，注意保暖，适当限盐、限水，进行利尿对症治疗，再加上最根本的病因治疗，共同消肿。

哪些肾病需要用激素治疗？

张 月

这里我们讲的激素，是肾上腺糖皮质激素的合称。激素，堪称医药界的"大魔头"，让很多人闻之色变，一听到说可能需要用到激素，马上就变脸，有的患者更是当场就哭了，感觉不是在治病，而是在吃毒药。

激素其实是我们体内肾上腺皮质正常产生的一类物质。之所以被很多人诟病，主要是因为它的几个副作用。其中最广为人知的就是"长胖"。激素可促进新陈代谢、脂肪分解并重新分布等，因此，在激素治疗期间，很多人会出现食量大涨、面部及背部脂肪堆积的情况，感觉长胖了。这种情况一般在结束激素治疗后会慢慢恢复。而其他的副作用，包括骨质疏松、消化道症状及诱发感染等，可以在治疗期间进行补充维生素D、预防感染等对症处理。

激素是治疗一部分肾病的基础药，但并不是所有的肾病都需要使用激素，激素使用有严格的适应证。轻微的肾病，如临床常见的隐匿性肾炎，常在体检时发现，没有高血压、水肿、肾功能异常的少量蛋白尿和血尿，这一类肾病预后良好，不需要激素治疗。此外，慢性肾脏病，如果双肾已萎缩，激素治疗基本无效，这种情况也不需要激素治疗。

什么时候需要激素治疗？简单来说，对于病情活跃的、严重的、有免疫背景的肾病，经激素治疗可能达到较好的效果，且不会产生严重副作用的情况下，可以采用激素治疗，如肾病综合征、新月体

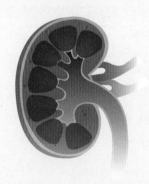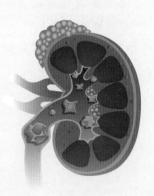

肾小球肾炎、合并新月体肾小球肾炎的或者肾功能有进展风险的IgA肾病、抗肾小球基膜病（GBM）、抗中性粒细胞胞质抗体（ANCA）相关性血管炎、部分狼疮性肾炎等。值得注意的是，部分肾病患者单独使用激素可能无效，需要联合使用免疫抑制剂。而且，如果患者免疫力低下，容易合并感染，或有严重高血压、糖尿病，且药物控制不佳等情况，须慎用激素，选用其他治疗方案。

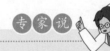

专家说

总之，激素是治疗部分肾病的重要药物，由于其副作用较多，请患者在认真和医生沟通后明确是否使用，切忌盲目拒绝使用激素。

哪些肾病需要用
免疫抑制剂治疗？

张 月

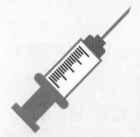

免疫抑制剂是一类对机体的免疫反应具有抑制作用的药物，能抑制与免疫反应有关的细胞的增殖和功能，降低机体免疫反应。从广义上讲，前面讲过的激素也属于免疫抑制剂的一种。相较于对激素的谈虎色变，大家听到免疫抑制剂的第一反应大多是疑问："这是什么？听不懂……"

一般来说，免疫抑制剂包括微生物代谢产物类（如环孢素）、抗代谢物类（如硫唑嘌呤）、多克隆和单克隆抗淋巴细胞抗体、烷化剂类（如环磷酰胺）等。顾名思义，免疫抑制剂主要作用为抑制免疫反应，与激素类似。它也有很多副作用，比如易诱发感染、骨髓抑制、肝损伤等。是药三分毒，因

此，患者使用免疫抑制剂前
一定要充分了解药物的作用
及副作用，在医生的指导下
使用。

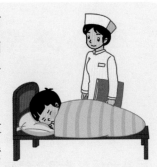

部分肾病的发生、发
展与免疫异常相关。同激素
一样，免疫抑制剂并不适用于所有肾病，只有部分
肾病患者需要使用。免疫抑制剂主要用于有免疫机
制参与的肾病，或部分单独使用激素治疗无效或者
激素依赖的肾病，如膜性肾病、狼疮性肾炎、ANCA
相关性血管炎、抗GBM肾小球肾炎及部分肾病综合
征、IgA肾病等。免疫抑制剂与激素联用治疗这些肾
病，可以减少长期使用激素造成的副作用，减少机
体对激素的依赖。

值得注意的是，免疫抑制剂起效很慢，常常需
要2个月或更长的时间才能见效，在过去也被称为慢
作用药物，初期与激素联用，也是为了弥补这个缺
点。在需要使用免疫抑制剂时，请患者详细了解副
作用，与医生充分沟通，提高服药依从性，以使治
疗效果最大，副作用最小。

怎样延缓慢性肾脏病进展？

邓 菲

我国慢性肾脏病具有患病率高、知晓率低、预后差和医疗费用高等特点，早发现、早治疗是防治关键。大家可以通过践行以下八项"黄金法则"，保持肾脏健康、延缓慢性肾脏病进展。

1. 科学运动

提倡慢性肾脏病患者在医生指导下进行能够耐受的体育锻炼（每周至少5次，每次30分钟）；规律作息，避免疲劳。

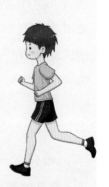

2. 控制血糖

糖尿病肾病患者的糖化血红蛋白目标值为6.5%以内。对于那些老年患者或血糖波动较大的患者，由于使用降糖药容易发生低血糖，可以把糖化血红蛋白目标值放宽在7%左右。

3. 监测血压

慢性肾脏病患者无论是否合并高血压，都应该规律监测血压，慢性肾脏病患者的血压应维持在收缩压≤140毫米汞柱*，舒张压≤90毫米汞柱。

4. 健康饮食，控制体重

健康饮食的基本原则是摄取必要的营养，不加重肾脏负担，以及保护残余肾功能。①限制食盐摄入，有水肿、高血压的患者更应该限制每日食盐摄入量。②摄入优质蛋白质食物，如牛奶、鸡蛋、鱼肉、鸡肉等。同时，为减轻肾脏负担，要控制摄入蛋白质的总量。条件允许的话，可适当补充α–酮酸制剂。

此外，还须注意尽量选用低油低脂的食物。通过上述方法有效控制体重，利于预防糖尿病及其他与肾脏相关的慢性疾病。

---

*1 毫米汞柱 =0.133 千帕，全书同。

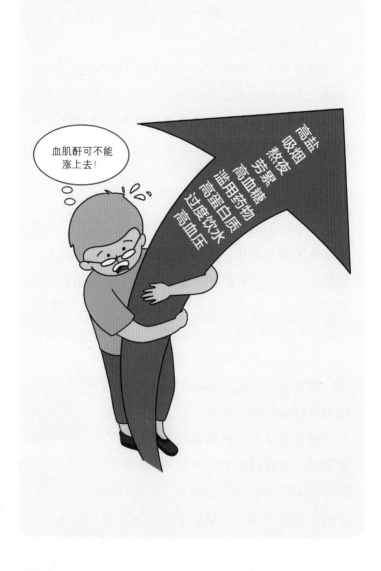

5. 适度饮水

随着慢性肾脏病的进展，肾脏代谢功能进一步下降，大多数患者会出现尿量减少、水肿、心累等不适，上述症状则提示患者需要减少饮水量，并且尽快至肾内科门诊就医。

6. 戒烟

烟草中的有毒物质会直接伤害肾脏细胞，减慢肾脏血流灌注速度，影响肾脏的正常功能。此外，吸烟还会使人患上肾癌的风险增加50%，因此肾病患者须戒烟。

7. 避免滥用药物

俗话说"是药三分毒"，很多药物的代谢产物都要通过肾脏排泄到体外。长期使用具有肾毒性的药物容易导致肾脏发生不可逆的损害。例如含有马兜铃酸成分的中草药（如关木通、广防己等）、解热镇痛药（如阿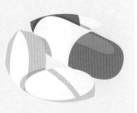

司匹林）、抗生素（如庆大霉素、利福平）等都具有不同程度的肾毒性，可能会引起急性肾损伤。因此，应尽量在医生指导下使用药物，严禁乱吃药，更要减少"保健品"的使用。

8. 检查肾功能

慢性肾脏病的发展是一个较为隐匿的过程，在疾病初期很多患者并不会出现特殊不适，待患者出现明显不适时，病情多半已到了非常严重的程度，因此，一旦被医生告知有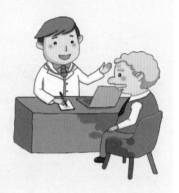肾功能异常的情况，在遵医嘱治疗的基础上一定还要遵医嘱定期检查肾功能，以便及时评估病情及调整治疗方案。

降压药该怎么吃？

邓 菲

1. 为什么慢性肾脏病患者需要控制血压？

肾脏是血压高的时候最容易受到伤害的脏器。若血压控制不好，或者血压长期处于偏高状态，会损伤肾脏血管，久而久之可能会引发高血压肾病，甚至肾衰竭。而慢性肾脏病患者常常并发高血压，血压控制不理想会加速肾脏的损伤。因此，对于慢性肾脏病合并高血压的患者，控制血压是重要的治疗措施。慢性肾脏病患者血压目标值为＜140/90毫米汞柱，有蛋白尿的患者血压应＜130/80毫米汞柱。

2. 慢性肾脏病患者使用的降压药有哪些？

慢性肾脏病患者的肾脏处于高负荷工作状态（医学上称之为肾小球高灌注、高压力、高滤过，简称三高），血管紧张素转换酶抑制剂（ACEI）或血

155

管紧张素Ⅱ受体抑制剂（ARBs）［常说的肾素-血管紧张素-醛固酮系统（RAAS）抑制剂］类药物可以通过扩张肾小球出球小动脉，显著减少患者的蛋白尿，并且有延缓肾小球硬化和肾小管间质纤维化的作用，使患者获益，延缓慢性肾脏病的进展。因此，在没有禁忌证的慢性肾脏病患者中，这两类抑制剂常常联合其他类型的降压药包括钙通道阻滞剂、β受体阻滞剂、α受体阻滞剂和利尿药一起使用。

3. 降压药要吃多久？什么时候吃？

在没有明显不良反应的情况下，降压药需要长期服用。应在肾内科医生指导下，根据个体情况选择合适的药物，规范用药，并注意监测血压。每个人病情不同，血压变化的规律不同，吃药的时间也不一样。在这里我们介绍一下降压药服药的一般规律*。

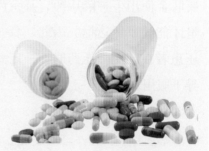

---

* 注意用药前测量血压。

一般情况下降压药物的服药时间如下。

长效的一天一次，在早上服用；

中效的一天两次，分别在早上和下午服用；

短效的一天三次，分别在早上、中午和夜间服用。

4. 慢性肾脏病患者服用降压药有什么注意事项？

慢性肾脏病患者在服用降压药物时，在药物的种类、剂量的选择方面往往与普通高血压患者不同，如ACEI或ARBs这类药物，大多数非透析的中晚期慢性肾脏病患者都不能使用，但对于透析患者而言，这类药物则可以使用，且远期能获益。另外，部分肾性高血压患者的血压十分难以控制，可能需要联合使用多种降压药，甚至需要使用较大推荐剂量才能让血压达标。因此，合并慢性肾脏病的高血压患者在使用降压药时，一定要在肾内科医生的指导下服用。

钙调磷酸酶抑制剂该怎么吃?

杨鸿玲

钙调磷酸酶抑制剂是一类治疗各种免疫介导性疾病的药物,如环孢素、他克莫司等,应用于器官移植后抗排异、肾炎、风湿免疫性疾病。钙调磷酸酶抑制剂目前在肾病治疗领域使用广泛,治疗效果确切,但须规范使用,否则不仅得不到好的治疗效果,还会引起各种不良反应甚至严重后果。

在初次使用时,肾内科医生会评估患者的适应证及可能面临的风险,根据年龄、体重等,从小剂量开始使用并监测血药浓度,以确定其达到治疗浓度,尽量减少药物过量带来的风险。临床上,这类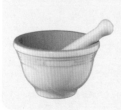药物主要采用口服给药方式,不应咀嚼、掰开或压碎,每日1~2次。患者应在固定时间服药(间隔12~24小时),且服药时间和进餐时间的间隔应固定，以减少食物对药物吸收效能的影响。他克莫司最好空腹服用。如果漏服，最好在4小时内补服，不能在下一次服药时加倍服用。在服药期间，不能饮用含酒精的饮料，酒精可能加快药物释放速度，改变疗效及安全性，从而造成不良影响。

该类药物与其他很多药物联用会影响药物效果，例如，与抗真菌药物、大环内酯类及降压药物如硝苯地平等联用会增加他克莫司、环孢素血药浓度，可能加重药物副作用；与利福平、苯妥英钠等联用会降低他克莫司血药浓度，导致治疗效果不佳；与吲哚美辛等镇痛药联用时，会增加肾衰竭的风险。所以，患者在就诊时一定要主动向医生告知既往疾病史，以及目前使用的药物，并且在治疗过程中不能随意联用其他药物。

该类药物常见的副作用有胃肠道反应、血肌酐急性升高、血糖升高、血压升高、神经毒性、诱发感染等。患者在服药期间应保持良好的生活方式，控制饮食，监测血糖、血压，避免感染。最为重要的是听从医嘱，定期到肾内科医生处复查及调整药物剂量，不要自行增加或减少服用剂量及频次，不要为减少肝、肾损伤风险，自行联用其他非必要的药物或保健品，以争取达到最好的治疗效果，提高安全性。

糖皮质激素该怎么用？

杨鸿玲

糖皮质激素广泛应用于临床，主要应用于抑制免疫和炎症反应、过敏性疾病、某些肾病和血液系统肿瘤的化疗，以及肾上腺皮质功能减退时的替代治疗等。糖皮质激素是肾炎等肾病的免疫抑制治疗基础用药，但其副作用也很明显，须正确、规范地使用。

糖皮质激素有短效、中效、长效之分，有口服、静脉给药、外用等多种剂型。肾病患者在住院期间会使用静脉给药的方式，但出院后长期门诊 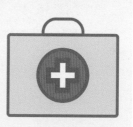 治疗一般采用口服用药，如泼尼松、甲泼尼龙等。由于绝大部分肾病是慢性病，病程长达数月至数年，故疗程一般也很长。

初始治疗时，肾内科医生会评估患者的适应证

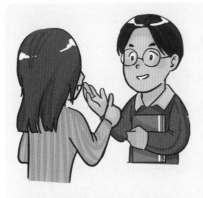

及可能面临的风险，根据年龄、体重、合并疾病及肾炎类型等众多因素综合考虑，按体重计算初始用量。为达到更好的药物效能，同时减轻对机体自身激素分泌的影响，一般每日晨起服用一次，此后逐渐减量，减量过程中可采用隔日服用法。

糖皮质激素常见的副作用有兴奋、食欲亢进、感染、高血压、高血糖、视力改变等。患者在使用过程中须严格自我管理，听从医嘱，定期随访，注意观察身体状况，在可能出现并发症时及时就诊。

慢性肾脏病患者怎么使用抗生素?

彭 雷

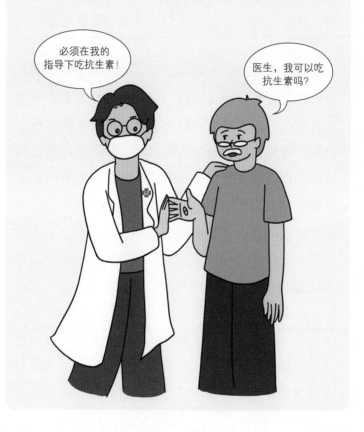

目前我国慢性肾脏病发病率超过10%，慢性肾脏病已成为全球范围内危害人类健康的重要疾病。慢性肾脏病患者由于自身免疫力的下降，容易发生各类感染，感染进展到一定程度，就需要使用抗生素。但是抗生素种类繁多，每种药物的抗菌谱及代谢方式不尽相同，那么，慢性肾脏病患者究竟应该怎么使用抗生素呢？

首先，我们需要明确的是，各类抗菌药物的代谢场所多数为肝脏或肾脏，慢性肾脏病患者在使用经肾脏代谢的抗生素时，尤其要注意容易发生副反应。慢性肾脏病患者在选择抗生素时需要尽量避免有肾毒性的抗生素，如万古霉素、庆大霉素、链霉素等。若确实有使用需要，应在医生指导下进行，并严密监测肾功能、血药浓度等，尽量避免加重肾损害。透析的慢性肾脏病患者在选择抗生素时需要考虑透析对药物代谢的影响。透析会清除一些药物，所以需要在透析后补充服药。此外也要避免相关并发症如抗生素相关脑病（可表现为精神行为异常）和凝血功能异常（表现为易出血）的发生。不论是透析的患者还是未透析的患者，肾功能减退均会导致代谢药物能力减弱，药物容易在体内蓄积，使慢性肾脏病患者更容易发生药物不良反应，这需要专业医生根据患者肾功能情况、感染严重程度及药物代谢特点调整药物剂量，尽量减少不良反应发生的概率。同时因为不同部位感染的致病菌不同，不同抗生素的抗菌谱及组织浓度不同，也需要专业医生根据具体情况选择。

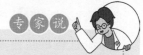

专家说

慢性肾脏病患者较一般人更容易发生感染，在使用抗生素时也更容易发生不良反应，切不可胡乱使用抗生素。在确实需要使用抗生素时，应在专业医生的指导下使用。

慢性肾脏病患者如何避免造影剂肾病？

邓 菲

1.造影剂肾病是什么？有什么表现？

造影剂肾病是造影剂引起的急性肾毒性反应，轻者只是暂时性肾功能受损，无明显症状，重者表现为少尿型急性肾衰竭。患者常在注射造影剂后1~2天发生肾功能损害，少尿或无尿持续2~3天，3~10天肾功能持续恶化，14~21天逐渐恢复。表现为非少尿型急性肾衰竭者，预后较好。

2.如何避免造影剂肾病？

近年来随着血管造影、增强CT以及静脉肾盂造影的广泛开展，造影剂肾病的发病率也较过去明显增高。造影剂肾病重在预防。其高危因素有原有肾功能不全、脱水、高龄、糖尿病、多发性骨髓瘤、高血压、心力衰竭、高尿酸血症以及血管疾患等。有以上疾病的患者应该尽量避免做造影检查。必须做造影检查者应用小剂量非离子等渗性造影剂，降低造影剂浓度，尽量减少造影剂的剂量，并在造影前后补充盐水和扩容改善肾脏灌注，尿量超过250毫升/小时，有利于排出造影剂，对肾脏有保护作用。高渗性的造影剂到达肾脏可以引起肾血管收缩、肾血流量减少，加用钙离子拮抗剂可部分拮抗造影剂的缩血管作用。另外，应避免在短期内重复使用造影剂。

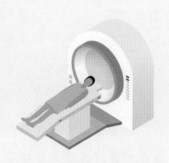

3. 慢性肾脏病患者使用造影剂前后该怎么做？

慢性肾脏病患者若必须行造影检查，检查前应充分与医生沟通，了解检查的目的、过程、意义及可能出现的并发症，避免紧张情绪，检查前完成肾功能、心功能评估，在医护人员的指导下行水化治疗。心功能不全的患者应根据心功能情况调整饮水量及速度。术后大量饮水，可以增加尿量，促进造影剂的排出。每次饮水量以不出现腹胀为宜，且须遵医嘱定期监测尿常规、肾功能，以便早期发现可能出现的肾毒性现象并及时处理。不过，进行透析治疗的患者不宜采用水化治疗方式，因此，如果透析患者使用了造影剂，建议在造影检查后立即安排血液透析或血液透析滤过，以帮助患者去除体内造影剂，减少其毒副作用。

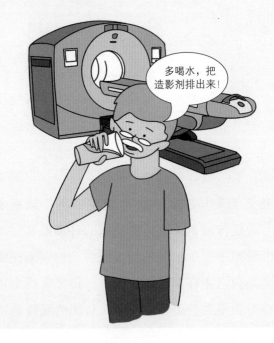

慢性肾脏病
患者怎么打疫苗？

王君如

慢性肾脏病患者发生感染的风险高。病原微生物感染的风险随着肾脏功能减退而逐步升高，应特别注意采取措施预防感染。疫苗是将病原微生物及其代谢产物经过人工减毒、灭活等方法制作，用于预防传染病的生物制品。接种疫苗后人体内就可能产生预防疾病的抗体。

按照传统习惯，疫苗可分为减毒活疫苗、灭活疫苗、类毒素疫苗等。指南推荐所有成年的慢性肾脏病患者应接受常规推荐的疫苗接种。但是对于正在接受糖皮质激素（如醋酸泼尼松、地塞米松等）、免疫抑制剂（如他克莫司、环磷酰胺、霉酚酸酯、环孢素等）治疗的慢性肾脏病患者来说（如果不清楚自己正在接受什么治疗，可以咨询主治医生目前是否正在使用上述药物），因为免疫功能低下，不能接种减毒活疫苗，但可接种灭活疫苗。对鸡蛋过敏者，不宜接种麻疹疫苗、流感疫苗等以鸡胚细胞培养的疫苗。

下面简单介绍3种疫苗。

1. 乙肝疫苗

目前尚无针对慢性肾脏病1~3期的患者接种乙肝疫苗的建议。慢性肾脏病4~5期有疾病进展风险的患者，如果没有禁忌证，建议接种乙肝疫苗。透析患者，如果没有乙肝免疫力，建议接种乙肝疫苗。

2. 流感疫苗

接种流感疫苗被认为是目前预防流感的最有效方式。慢性肾脏病和透析患者都建议每年10月底前接种灭活的流感疫苗。

3. 肺炎链球菌疫苗

接种肺炎链球菌疫苗可以防止肺炎链球菌感染、减少患肺炎的概率。建议慢性肾脏病和透析患者接种肺炎链球菌疫苗。

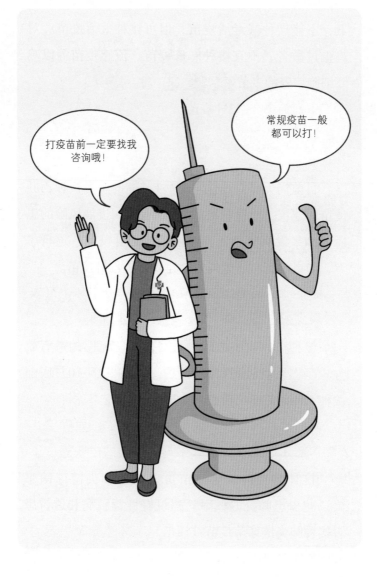

尿毒症引起的皮肤瘙痒怎么办?

彭 雷

慢性肾脏病相关性瘙痒是晚期慢性肾脏病患者的常见症状,特别是已经进入透析的患者,发生率很高。患者常因瘙痒抓挠而致皮肤损害,寝食难安,严重影响生活质量和睡眠质量。

尿毒症引起的皮肤瘙痒多为对称分布,也可表现为局部或全身性瘙痒。多种因素可加重瘙痒,比如高温、出汗和情绪激动等。寒冷、热水冲淋可减轻症状。尿毒症引发皮肤瘙痒的原因众多,可能的原因有皮肤干燥、透析不充分导致的尿毒症毒素堆积、高钙和高磷血症、周围神经病变、继发性甲状旁腺功能亢进症等。那么尿毒症引起的皮肤瘙痒该怎么治疗呢?

尿毒症引发的皮肤瘙痒目前尚没有统一的治疗方案,临床上多根据患者病情、个体差异及患者的主观选择进行治疗。在秋冬季节或皮肤干燥时，可涂抹保湿霜润肤。若透析患者经评估发现透析不充分，可与透析医生商量调整透析方案，以更好地清除尿毒症毒素。若存在高磷血症或继发性甲状旁腺亢进症，应积极降磷及进行减少甲状旁腺激素分泌治疗。

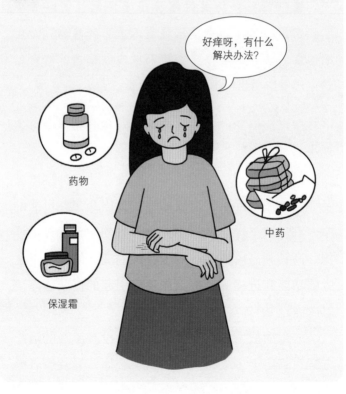

若本身存在皮肤疾病也应治疗原发疾病。还可以使用如抗组胺药、缓解神经疼痛药等药物进行对症治疗，但须注意药物有副作用，必须在医生指导下进行。此外，光疗法和中医治疗如针灸、穴位按摩、中药药浴等也可能有效。一些患者在接受肾移植后瘙痒会减轻。

为什么用降压药来治疗蛋白尿？

邹 杨

有的患者走出肾内科门诊，看着医生开的处方，心里纳闷：我只有蛋白尿，血压也正常，为什么医生要给我用降压药呢？

问题一：

为什么在只有蛋白尿而血压正常的情况下，有些慢性肾脏病患者的处方中会使用降压药？

其实降压药有很多种类，其中有一类很特殊，对于肾病患者来说，它们不只具有降压的作用，还能够减少蛋白尿、保护肾功能。所以在患者血压不高，存在蛋白尿的情况下，可选择使用这类降压药物——血管紧张素转换酶抑制剂（ACEI）和血管紧张素Ⅱ受体阻滞剂（ARBs），总称为RAAS抑制剂。

问题二：

　　这类降压药物到底是怎么发挥肾脏保护作用的？

　　RAAS抑制剂对肾脏的保护作用如下：改善肾小球血流动力学、减轻肾小球内压力、减少肾脏纤维化、减少蛋白尿、延缓肾功能恶化。所以，医生让一些慢性肾脏病患者服用RAAS抑制剂的目的并不仅仅是降低血压。当然，使用RAAS抑制剂对于蛋白尿伴随高血压的患者，正好一石二鸟，既控制了血压又减少了蛋白尿。不过，血压正常的慢性肾脏病患者在不发生症状性低血压的情况下也可以应用此类药物。

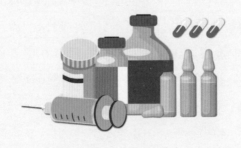

使用这类药物的注意事项是什么呢?

　　RAAS抑制剂的常见不良反应有咳嗽（ACEI更为常见）、血管性水肿（ACEI更为常见）和高钾血症。

　　由于RAAS抑制剂可降低肾小球内压力进而引起血肌酐轻度升高，所以在使用RAAS抑制剂的前2个月，若血肌酐上升了30%，但较为稳定，就不一定要停止使用。但是，若血肌酐持续上升，应由医生及时评估是否需要停止药物治疗。

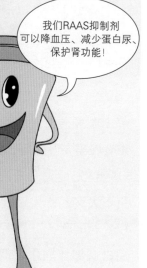

我们RAAS抑制剂可以降血压、减少蛋白尿、保护肾功能!

肾移植、腹膜透析、血液透析该怎么选？

杨鸿玲

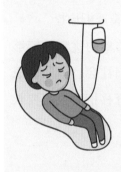

随着肾病的进展，部分患者会进入肾病终末期，也就是常说的尿毒症，这时，因存在毒素过高、严重水肿、心力衰竭、电解质紊乱等严重并发症，患者需进行肾脏替代治疗。肾脏替代治疗包括血液透析、腹膜透析和肾移植。

血液透析、腹膜透析和肾移植该怎么选？这是患者在需要肾脏替代治疗时经常会面临的问题。

首先，我们来说下透析。两种透析方式效果差距不大，各有优缺点。血液透析须每周3次定期到医院进行，优点是治疗全部由医护人员完成，患者不用操心如何操作。但是如果患者自身血管条件差，不能建立内瘘或中心静脉导管，则无法完成血液透析治疗。此外，血液透析一般在固定的医疗机构完成，需要提前联系血液透析中心。

腹膜透析是利用自体腹膜进行透析的方式。患者出院后自己每天在家中操作，优点是透析时间比较灵活，特别适用于愿意自我管理、日常忙于工作学习的患者。但是，如果既往有腹部大手术、腹腔粘连或者造瘘的患者不建议选择腹膜透析治疗。

其次，我们来讲肾移植。肾移植的优势是能够全面替代肾脏功能，利于患者回归社会。但是，患者往往需要较长时间等待肾源，肾移植后也需要长期服用抗排斥的药物。

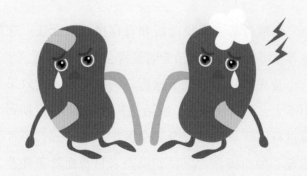

最后，总的来说，需充分考虑患者年龄、基础疾病、手术病史、血管条件、患者及家属的依从性等多方面的因素，在肾内科医生评估后，结合患者个人意愿选择肾脏替代治疗方式。

专家说

此外，由于慢性肾功能不全无法根治，只要条件许可，在疾病的长期治疗过程中上述治疗方式是可以转换的，不是选择一种即定终身。血液透析可以转换为腹膜透析或肾移植，腹膜透析可以转换为肾移植或血液透析，肾移植也可转换为血液透析和腹膜透析。适合自己当前状况的肾脏替代治疗才是最好的选择。

血液透析前
如何建立血管通路?

王君如

进行血液透析需要有血管通路,通过这个通路把患者的血液引流入透析机清除毒素和多余水分,目前血管通路主要分为动静脉内瘘和中心静脉导管两种类型。

首先来说一下动静脉内瘘。动静脉内瘘分为自体动静脉内瘘和移植物动静脉内瘘。自体动静脉内瘘是目前最理想的永久性通路。通常医生会在做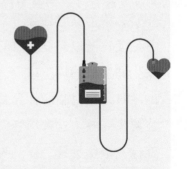手术前了解患者的血管情况,选择患者的左侧或者右侧前臂的一条动脉和一条静脉,通过手术将静脉和动脉相连接,使这条静脉在动脉强大的血流量冲击下,变得愈发强韧,便于医生进行反复的血管穿刺。可以考虑使用人造血管代替自身血管建立移植物动静脉内瘘。一般须在预计开始血液透析前1~3个月行内瘘成形术，以便于内瘘成熟，确保有成熟的内瘘用于血液透析。

其次我们说一下导管，它分为临时性导管和永久性导管。临时性导管，顾名思义就是在没有可用的永久性通路前临时使用的通路，一般分为股静脉临时性导管、颈静脉临时性导管、锁骨下静脉临时性导管3种。这类通路只是暂时用来做透析。一旦有可用的永久性通路，这类临时性导管就拔除不用了，因为临时性导管常会出现感染、血栓形成等并发症，所以只能短时间内使用，使用时间越长，发生并发症的风险越大。永久性导管，是带涤纶套的导管，相对临时性导管而言，感染、血栓等并发症要少一些。这种导管大多都放置在颈内静脉处，就像一个留置针一样。我们一般不首先选择建立这类通路，除非是没有适合的动静脉可以建立动静脉内瘘。

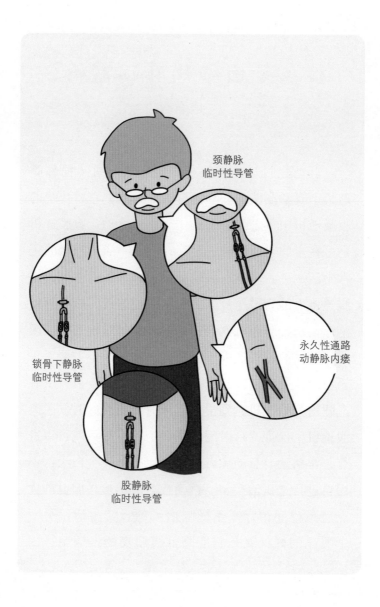

什么是自动化腹膜透析？

王君如

　　自动化腹膜透析是利用腹膜透析机（简称腹透机）自动换液的一种透析治疗方式，它将传统的腹膜透析中重复的手工操作简化，自动化腹膜透析是可在夜间完成的居家治疗，一般不影响患者的正常生活。患者可以在临睡前设置好腹透机参数，将腹透机上的管道与身上的腹透管相连接，然后开始治疗，这样腹透机就会在患者睡觉的时候交换腹膜透析液（简称腹透液）完成透析治疗，不需要人工手动更换腹透液。根据患者的睡觉习惯，可以从晚上睡前开始上机，到早上起床时或更晚的时候脱离腹透机，保证治疗时间。早晨治疗完毕后就可以进行正常活动，有的患者甚至可以整整一个白天都不用再进行透析治疗了。自动化腹膜透析最明显的优点就是夜间治疗，不影响白天的日常生活。另一个明显的好处就是它能降低腹膜炎的发病率，因为自动化腹膜透析减少了多次交换腹透液过程中的手工操作，减少了污染的机会，可减少腹膜炎的发生率。

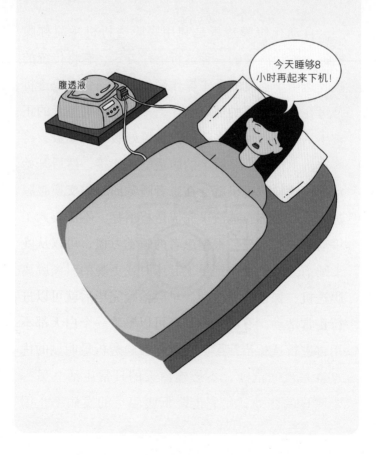

　　有以下情况的患者选择自动化腹膜透析更为合适：①需要他人帮助才能进行透析治疗的患者，如儿童、偏瘫患者、视力障碍患者等。由于自动化腹膜透析操作可在晚间进行且对助手来说不至于负担太重，白天助手可正常活动。②白天需参加工作、学习或进行其他活动的患者。③腹膜透析为高转运的患者。④体型高大，或合并机体高分解代谢状况的患者。⑤腹膜炎发生率高的患者。⑥出现腹内高压相关并发症的患者。

透析后如何保护
残余肾功能?

邹 杨

明亮的患者教育室里,医生正在进行"透析患者如何保护残余肾功能"的患者教育,刚进入透析治疗不久的患者甲一脸茫然,心想:"都透析了,还有残余肾功能?"

那么,我们就跟着患者甲一起带着疑问来学习一下!

什么是残余肾功能?

残余肾功能就是指肾组织受损后,健存肾单位的滤过功能和内分泌功能。只要残余肾功能存在,机体就可以排泄和降解某些中分子及小分子物质,并能控制部分血容量,减少透析时间和降低透析频率,且能产生一定量的促红细胞生成素及活性维生素D_3。

为什么要保护残余肾功能?

因为残余肾功能的存在对透析患者有重要作用：降低死亡率、纠正贫血、控制肾性骨病、减少炎症状态的发生、改善营养水平、降低心血管并发症发生率、改善生活质量等。

怎样保护残余肾功能?

1. 治疗原发病

积极治疗原发病可减轻肾脏损害，如系统性红斑狼疮、糖尿病、血管炎等，虽然患者已进入透析治疗，但原发病仍继续损伤肾脏，因此，需要积极治疗原发病。

2. 控制血压

高血压是残余肾功能快速减退的重要因素，过高或过低的血压对残余肾功能都有影响，因此合理的血压管理就很重要。

3. 控制容量负荷

限制水钠摄入量是减轻透析患者容量负荷简单

有效的措施。短期快速超滤脱水会让残余肾功能快速丢失。透析后仍然有尿量的患者，还可以考虑应用袢利尿剂来增加尿量，控制容量。

4. 改善透析

针对血液透析患者，选择生物相容性好的透析膜、碳酸氢盐缓冲液和超纯透析液可以延缓患者残余肾功能的减退。

针对腹膜透析患者，中性、更接近正常生理pH值，低葡萄糖降解产物的透析液具有较好的生物相容性，可以显著增加患者的尿量，更有利于保护残余肾功能。

5. 避免使用肾毒性药物

应避免使用氨基糖苷类（庆大霉素、链霉素、阿米卡星等）、万古霉素、非甾体抗炎药等，还有具有肾毒性的中药也要引起重视。此外，透析患者尽可能不做需要使用造影剂的检查（如增强CT、心脏造影等），如必须做此类检查，则考虑选择使用对肾脏影响小的非离子造影剂。

什么是干体重？

邹 杨

某位透析患者，在去透析的路上，心想："今天爬个楼这么累啊，难道水又多了？"确实如此啊，有些透析患者在透析间期不注意，结果爬个楼都累。患者到了医院，向医生诉说自己的疑惑后，医生说："你预设干体重太高了！"

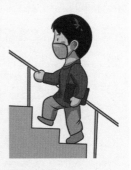

那么问题来了。

1. 什么是干体重呢？

干体重，也称理想体重或目标体重，是指患者体内既无水钠潴留，又无容量不足现象时的体重。通俗点讲就是透析后患者自我感觉挺舒适的状态时的体重。从理论上讲，干体重代表组织间隙无过多水分同时也不缺水分，也是透析充分性的评价指标之一。对于透析患者而言，治疗过程中的感觉也很重要。如果患者精神状态良好、血压控制达标、手脚没有水肿，腹部、肺部及浆膜腔没有积液，走路时不会有呼吸困难、胸闷气促的感觉，可认为此时的体重即为干体重。

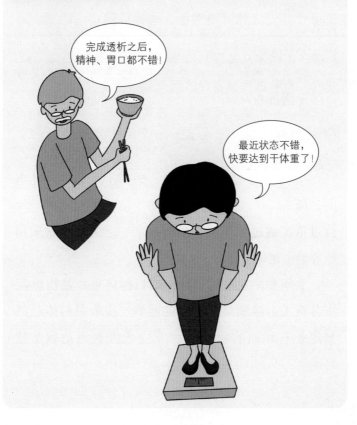

2.为什么要控制干体重呢?

①如果干体重太低了,患者会处于低血压状态,透析后就会感到乏力、抽筋、头晕、耳鸣等。

②如果干体重太高了,患者发生高血压及心脑血管并发症的风险增加,透析后仍存在心累、心慌、水肿等。

较准确地评估干体重既可以使透析充分,又可以防止透析并发症的发生。

3.怎么评估干体重呢?

①可以通过临床症状等来评估,比如通过胸闷,面部、下肢水肿,血压高等症状来判断容量负荷过重,通过血压低、肌肉痉挛、乏力等症状来判断容量不足等。

②可以通过相关检查来评估,比如生物电阻抗分析法、生物学标记物的监测、下腔静脉直径的测定、在线血容量监测、非侵袭性血流动力学监测等。

4.哪些因素会影响干体重呢?

①患者进食、饮水量。

②气温变化。

③患者衣物增减。

④患者尿量变化。

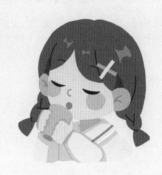

透析患者如何管理体重？

冯韵霖

透析患者的体重管理应基于干体重水平，就是患者自身可以耐受的最低体重，并且该体重可以实现患者透析中无症状、透析结束时无低血压。

透析患者控制好体重不仅需要医护人员的管理，更需要家属的监督和患者的主动配合。生活中以"吃好、喝少"为原则。"吃好"就是保证摄入充足的营养，"喝少"就是少摄入液体，避免增加心脏的负担。

管理体重有以下5个要点。

1. 控制体重

透析间期体重增长最好不超过干体重的5%。体重增长过快容易在血液透析过程中因为过多超滤而发生低血压。

2. 每天三测

测尿量、测摄入水量（饮水+服药用水+输液量）、测体重（同时间、同秤、同地点），保证每天液体的摄入量和体重波动在一定水平，利于管理。

3. 合理控水

固定小号水杯喝水，平均分配。预先测量好自己常用水杯的容量，将一日可饮量用固定容器装好，平均分配到一天中。每日饮水量=500毫升+前日尿量（如果出汗量多的话，可增加饮水100~200毫升）。

4. 清淡少盐，减少口渴

吃得太咸是引起口渴的主要原因，须坚持清淡饮食。盐的摄入量应小于6克/天（每天食盐总量应该是一啤酒瓶盖的1/3）。

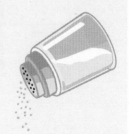

5.冰块糖果，缓解口渴

把水果汁（柠檬汁）、牛奶冻成冰块，口渴时含在口中，让冰慢慢融化，化完后吐掉；含不太甜的硬果糖，嚼口香糖或挤一点柠檬汁在嘴里，缓解口渴；稍微口渴时，用棉花棒湿润嘴唇或漱口，十分口渴时才少量饮水。

有了这些小技巧，透析患者再也不担心体重超标啦！

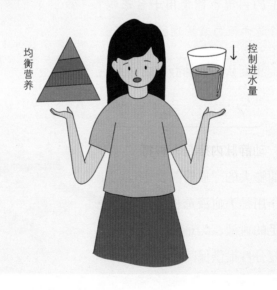

动静脉内瘘护理
就是随便涂点药？

李 艳

某天医生一上班就听见透析了十多年的患者甲在向其他患者分享他的内瘘护理之道："平时不用刻意去管它……关键是每天都要在上面抹活血化瘀的药。"这位患者的做法是否正确呢？这种护理方法下的内瘘也能使用十多年吗？下面，我们来认识动静脉内瘘自我护理的正确方法。

我们从认识动静脉内瘘开始。

1. 什么是动静脉内瘘？

动静脉内瘘是一种特殊的膨大的"血管"，主要作用是为血液透析提供充足的血液，为透析治疗的充分性提供保障。

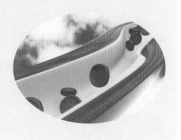

2. 动静脉内瘘的重要性

和中心静脉导管相比，动静脉内瘘没有露于体外，减少了感染机会。此外，由于动静脉内瘘成熟后相关并发症发生率最低，所以是维持性透析患者最安全、最经济、使用时间最长的血管通路。鉴于动静脉内瘘在血液透析中的重要性，它被形象地称为血液透析患者的"生命线"。学会动静脉内瘘的日常护理，维持动静脉内瘘的良好功能，是每位建立了内瘘的患者必须要掌握的技能。

3. 日常生活中，如何对动静脉内瘘进行护理？

保持皮肤的清洁。每日和每次透析前用肥皂和温水对内瘘侧肢体加以清洗并擦干。

学会自我检查。每日检查以确保内瘘正常工作且有血液流过。内瘘正常工作时，应能够触摸到该区域有震颤。

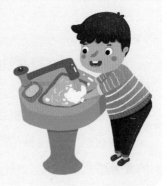

注意保护内瘘侧手臂，避免该手臂受伤。

不要抓挠内瘘附近的皮肤。

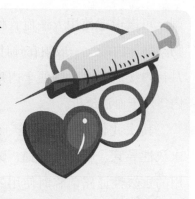

内瘘侧手臂不要穿过紧的衣服和戴过紧的首饰。

睡觉时不要压迫内瘘侧手臂。

不要使用内瘘侧手臂抽血或测血压。

4. 出现哪些情况时，应该立即就医？

感觉不到震颤——可能意味着通路发生栓塞，已停止工作。

内瘘部位发红或发热——可能意味着发生感染。

血液透析后穿刺点无法止血。

5. 每天涂"药"有用吗？

目前大多数药物治疗的目的是预防动静脉内瘘血管内膜增生，这些药物治疗均未被证实对预防动静脉内瘘血栓形成有用。目前，也无已证实的可促进动静脉内瘘成熟的药物治疗方法。

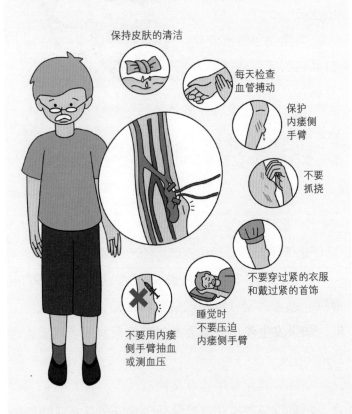

保持皮肤的清洁

每天检查血管搏动

保护内瘘侧手臂

不要抓挠

不要穿过紧的衣服和戴过紧的首饰

睡觉时不要压迫内瘘侧手臂

不要用内瘘侧手臂抽血或测血压

如何进行血液透析留置导管的自我护理?

李 艳

如果按照插管部位区分，常用的血液透析留置导管大致可以分为股静脉导管和颈静脉导管。无论插管部位在哪里，患者都需要对自己的生活方式作出一些改变，以便将导管功能维持在最好的状态。

1. 预防导管感染

（1）保持插管部位皮肤清洁、干燥。

①在医院透析后，护士一般会用敷料保护插管部位。患者回家后需要观察敷料处是否有渗血或渗液，如果发生渗出，需要及时更换敷料或者联系血液透析中心。

②颈静脉导管带管者洗头或洗脸时注意保护导管，不要浸湿敷料；股静脉导管带管者注意不要让排泄物浸湿和污染插管处。

（2）自我观察插管部位。如果插管部位或者周围皮肤出现红、肿、热、痛，或者有分泌物渗出，应该及时联系血液透析中心。

2. 防止导管滑脱

（1）穿合适的衣服。

①建议穿宽松的衣物，并且穿脱衣服动作均应轻柔。

②如果是颈静脉导管带管者，建议避免穿套头式衣服，开衫或者拉链式衣服更方便此类患者。

（2）学会自我观察。如果出现导管外露长度变化，或是缝线脱落等异常情况，及时告诉医护人员。

（3）避免人为牵拉导管。

3. 维持导管良好的功能状态

（1）导管只能用于血液透析，不能用于输液或

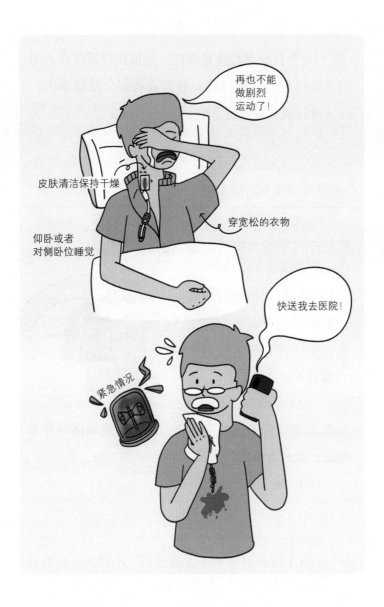

者留取检查用的血标本。

（2）保持大便通畅，避免剧烈运动。

（3）采取合适的体位。建议颈内静脉导管带管者睡觉时采用仰卧或者对侧卧位；股静脉导管带管者坐位时身体不要太过前倾，尽量使身体和腿的夹角大于90度。

4. 紧急情况的处理

如果遇到导管滑脱，立即用干净的手或干净毛巾按压穿刺点止血，并立刻就医。如果导管固定，处于半滑脱状态，尽量固定保持导管不继续脱出，但千万不能自行回纳导管。

血液透析患者出血和凝血时该怎么办?

张雪卉　郑建华

在血液透析过程中,抗凝是防止凝血、保障治疗顺利进行的重要环节。抗凝就像一把双刃剑,而透析患者和医护人员,作为"肾斗士",一定要齐心协力,利用好这把剑,一起打倒病魔,在出血和凝血之间掌握平衡。

 注意

患者的生活习惯、对疾病的重视程度、是否严格按照医生的医嘱来做,都与自身的生命安全息息相关。

作为需要透析的患者,我们可以为自己做些什么呢?

首先,要好好学习相关知识。

其次，就是听话照做！

关于出血——出现以下情况，找医生！别耽搁！

1.刷牙吐出来好多血泡泡。

2.轻轻一碰皮肤就肿个大青包。

3.身上无缘无故出现红点、青紫色瘀斑。

4.眼睛有红血丝，或者眼睛看东西有点模糊。

5.痔疮出血了，女性患者月经量增多。

6.插管处老是出血，透析后针眼按压很久还在出血。

7.高血压患者突然头痛，左右手不协调，手脚不听使唤，说话不利索。

除了找医生，我们还可以怎么做呢？

1.刷牙轻点儿、走路慢点儿、动作轻柔点儿。

2.出现红点和瘀斑，千万别抓挠。

3.不揉眼睛，眼睛不适的话定期找眼科医生就诊。

4.痔疮出血就尽快去肛肠科门诊。

5. 拔针后按压是有要求的，照着前面内瘘护理方式做。

6. 保持血压、情绪稳定。如果怀疑脑出血了，别慌，也别动。就地休息，打120，乖乖等医生来。

7. 传说中包治百病的三无药品就别吃了。停用有活血作用的药物，如三七粉、丹参等。

关于凝血——出现以下情况，赶紧找医生，别怕麻烦，更别心存侥幸！

1. 内瘘震颤搏动减弱或消失。

2. 两只手或者两只脚不对称，甚至还有点痛。

3. 内瘘或导管血流量减小。或没有血液可引出。

4. 手脚不协调、不听使唤，突然反应慢，说话不利索，注意存在脑血栓形成风险。

除了找医生，你还可以做很多。

1. 每天定时检查内瘘震颤，发现异常时找医生。

2. 少喝水，坚果、火锅、串串、烧烤、干锅等易引起口渴的食物以及鸡汤、猪肉汤、猪蹄汤都要少摄入。

3. 重物别去提，睡觉别压手。

4. 保持好的心态很重要。

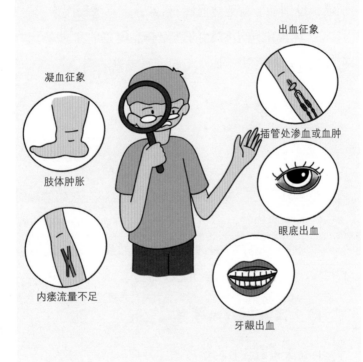

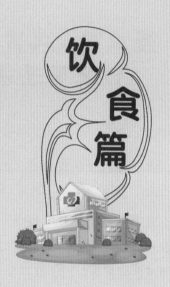

慢性肾小球肾炎患者的饮食要注意什么？

钟 翔

得了慢性肾小球肾炎，许多医生会告诉你，要管住嘴！盐多了不行，蛋白质多了不行，喝水可能都要控制！生活忽然变得没有味道了。其实各种限制都有一定的前提，只要科学地饮食，我们就可以做到既把疾病控制好，又不至于太委屈了自己。

简单来说，在饮食上，注意避免高钠的食物，优选富含优质蛋白质、能量充足的食物，不吃刺激

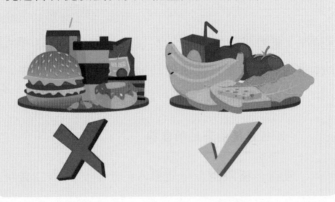

性食物，多吃富含维生素的食物，注意铁的补充。

1. 避免高钠的食物

建议所有肾炎患者，每天食盐摄入量不超过6克，当出现全身性水肿和高血压时，建议患者更加严格限盐，不吃咸菜、咸蛋、各种酱料以及腌制的肉制品。

2. 优选优质蛋白质食物

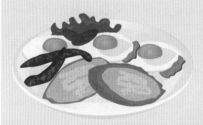

针对慢性肾小球肾炎肾功能正常的患者，家常便饭便可。当肾功能减退时依据慢性肾脏病分期情况，推荐优质低蛋白饮食，以每天0.6 ~ 0.8克/千克体重为宜。尽量以优质的动物蛋白质为主，如牛、羊、猪肉，纯牛奶，鸡蛋，以及鱼类。

3. 优选能量充足的食物

没有严格限制蛋白质摄入的患者，一般饮食可以满足日常所需能量。当限制蛋白质摄入时，能量主要由碳水化合物供给，非糖尿病患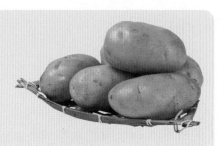者，可以多吃面食、土豆、红薯、芋头等，以保证每日摄入足够的能量，维持稳定的健康体重。

4. 不吃刺激性食物

各种香料、辣椒、咖喱、大蒜、芥末等食物刺激性很大，会影响疾病的治疗，尤其在服药过程中，建议不吃。

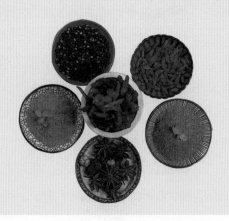

5.多吃富含维生素的食物

慢性肾小球肾炎患者的食欲不佳，会影响维生素的摄入，长期缺乏维生素会引起很多并发症。建议患者多吃富含维生素的新鲜蔬菜水果。

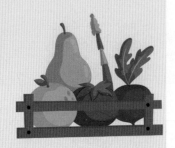

6.注意铁的补充

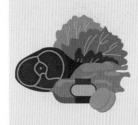

肾功能受损后慢性肾小球肾炎患者很容易出现贫血，所以平时应该多吃富含铁的食物，比如鸡肝、牛肉、羊肉、鸡蛋、番茄、红枣以及绿叶蔬菜等。

慢性肾小球肾炎患者的饮食应该根据自己的病情和身体状况来安排，如果肾功能正常，不必过度限制食物的品种，但是如果出现了肾功能减退，就要避免高钠、高蛋白质、刺激性大、高钾的食物，多吃富含维生素、优质低蛋白质的食物。

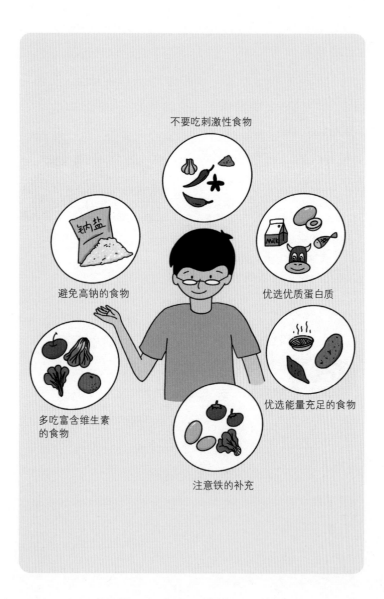

什么是优质低蛋白质饮食?

钟 翔

慢性肾脏病患者肾脏排泄废物的能力大大减退，如果摄入过多蛋白质，蛋白质分解产生的代谢废物就会蓄积在体内，成为尿毒症毒素，加重病情。但人体又需要一定量的蛋白质，否则会营养不良。因此，我们需要兼顾两方面，即日常摄入的蛋白质既可以满足我们的营养需要，又不至于产生过多的废物增加肾脏负担。这就要求我们摄入的蛋白质要做到"少而优"，也就是我们肾内科医生常说的优质低蛋白质饮食。

那到底什么蛋白质是优质蛋白质?

首先，优质蛋白质其氨基酸利用率很高，氨基酸组成跟人体需要更符合。简单来说，动物类食物如瘦肉、鱼、鸡蛋白及奶制品所含的蛋白质是优质蛋白质，这些食物含丰富的必需氨基酸，容易被人

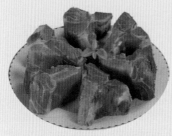

体吸收，生物利用度高，不产生过多的废物。而植物蛋白质大多是非优质蛋白质，人体利用率低，产生的含氮废物多。然而大豆类包括黄豆、黑豆、青豆相较于其他植物是优质蛋白质，有研究表明大豆类可以减轻肾脏高滤过，保护肾功能，不应过分限制摄入。

蛋白质摄入量怎么算低呢？

慢性肾脏病1~2期患者建议蛋白质摄入量为每天0.8克/千克体重，慢性肾脏病3~5期患者建议蛋白质摄入量为每天0.6克/千克体重。其中50%~70%应为优质蛋白质。而对于血液透析患者来说，推荐蛋白质的摄入量为每天1.0~1.2克/千克体重。

不同类型的食物的蛋白质含量可按下面这个方法来简单换算。患者可根据自己喜好任意选择其中的几份进行搭配，以达

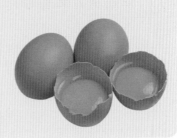

到优质低蛋白质饮食的目标。例如，70千克体重的非透析慢性肾衰竭患者，我们先计算出他每日蛋白质总需求量为56.0（70×0.8）克，其中优质蛋白质33.6（56×60%）克。另外的22.4克蛋白质可以从主

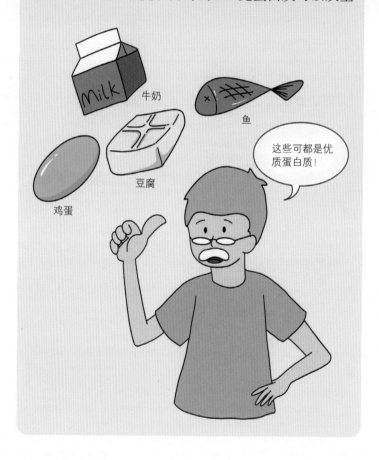

食中获得，约为250克主食或250克蔬菜。100克肉、1个鸡蛋和1袋牛奶的蛋白质含量为33克；250克主食可以是面条、馒头、米饭等。这样，他的早、中、晚餐就出来了，早餐1个鸡蛋、50克馒头或面包；中餐100克肉、100克米饭、250克蔬菜；晚餐250克主食、1个水果。三餐外可以加1袋牛奶。如果患者是活动量大的年轻人，上述食谱可能不能满足其日常活动的能量需要，则需要增加蛋白质含量可忽略不计的碳水化合物食物，例如藕粉、粉条等。

专家说

简单总结，在优先选择优质蛋白质食物的基础上，主食、蔬菜、水果等各类食物要均衡摄入。

什么是低盐饮食?

钟 翔

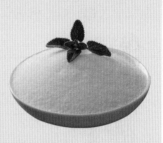

　　盐（主要是氯化钠）是我们日常生活中最平常却不可缺少的东西。所谓有盐有味，有了盐，食物才有了滋味，生活才有了韵味。随着人们物质生活水平的不断提高，大家都逐渐认识到盐并不是越多越好，盐吃得越多，高血压、心血管疾病的发生率也越高，不利于个人健康。低盐饮食指每日盐摄入量不超过6克，但不包括食物内自然存在的氯化钠。而对于肾病患者，无论是否有肾功能受损合并高血压，我们都建议低盐饮食。

　　那肾病患者如何做到既低盐饮食，同时又能保留食物的滋味呢？首先，我们要从源头上避免摄入各种高钠食物，从而防止钠盐在体内蓄积。生活中常见的高钠食物大致可以分为以下几种类型。

1. 调味品

如酱油、鸡精、味精，这些调味品都含有钠盐。若上述调味品同时食用，应酌情减少。

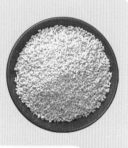

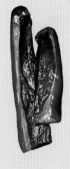

2. 各种海产品及腌制食品

如各式咸菜、香肠、腊肉、板鸭、紫菜、海带、各种海虾及海鱼等。此类食物盐分含量特别高，肾病患者尽量忌口。

3. 各种面食

各种面食中也含有一定量的钠（小苏打），也应限量食用。

除了上述提到的各种高钠食物，我们还可以通过一些小技巧来限盐。

技巧一

菜准备出锅时再加入食盐、鸡精、味精、酱油

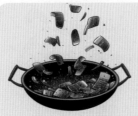

等含钠调味品。这个小技巧可以将少量盐集中使用，充分保留咸味，使味蕾受到强烈刺激，促进食欲。

技巧二

烹调食物多用葱、姜、醋、芝麻酱、番茄酱等调味品进行调味，从而减少食盐的摄入。

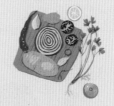

技巧三

多吃新鲜的可以不加食盐的菜品，如番茄炒鸡蛋、芝士焗红薯、香菇菜心、蘑菇炖鸡等。这些食物含有天然的谷氨酸，经过长时间的加热，可以很好地释放鲜味，增添口感。

技巧四

可以适当使用市售低钠盐来增加咸味。但慢性肾衰竭患者要注意，因为低钠盐的主要成分是氯化钾，在肾功能减退时钾离子容易在体内聚集导致高钾血症，危及生命，因此在食用前应咨询医生。

专家说

总体来说，我们只要少用食盐、味精、鸡精和酱油，同时合理利用一些小技巧，肾病患者就可以快乐地"低盐"，有味儿地生活。

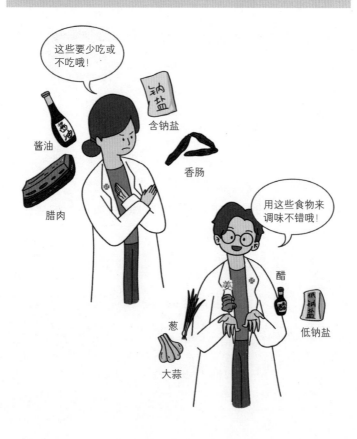

如何避免从饮食中摄入过多的钾？

陈莎莎

慢性肾脏病患者肾脏调节钾代谢的能力明显降低，难以维持钾代谢的平衡，在正常饮食状况下可发生高钾血症。高钾血症最主要的危害是引起心律失常、血压降低、心搏骤停等严重的后果。所以，慢性肾脏病患者要重视食物中的钾。

日常膳食中的蔬菜、水果、杂粮、水产类、茶叶等食物中含钾较丰富，米、面次之，蛋类较少。

以下五类食物含钾丰富。

1. 水果类：香蕉、鲜枣、石榴、山楂、芭蕉、杏子、橘子、牛油果。

2. 蔬菜类：菠菜、苋菜、香菜、油菜、鲜豌豆、毛豆、刀豆、扁豆、蘑菇、香椿等。

3. 水产类：紫菜、海带、鲳鱼、泥鳅等。

4. 杂粮类：荞麦、玉米、红薯、山药、芋头等。

223

5.茶叶。

下面介绍一下含钾高的46种食物，见表2。

表2　46种高钾食物钾含量表

类别	食物（100克）	钾（毫克）	类别	食物（100克）	钾（毫克）
蔬菜类	红心萝卜	385	豆类	蚕豆	1117
	红苋菜	340		豌豆	823
	蘑菇（鲜蘑）	312		毛豆（青豆）	718
	菠菜	311		扁豆	439
	小水萝卜	286	水产类	紫菜（干）	1796
	芥菜（雪里蕻）	281		鲳鱼	328
	韭菜	247		泥鳅	282
	大头菜	243		海带	246
	莲藕	243	杂粮类	荞麦	401
	茼蒿	220		小米	284
	油菜	210		黑米	256
	胡萝卜（红）	190		玉米（鲜）	238
水果类	牛油果	599	薯类	芋头	378
	椰子	475		土豆	342
	鲜枣	375		山药	213
	波罗蜜	330		红薯（白心）	174
	芭蕉	330	坚果类	杏仁（烤干不加盐）	746
	山楂	299		花生仁（生）	587
	香蕉	256		板栗（鲜）	442
	桂圆	248		核桃（干）	385
	樱桃	232			
	石榴	231			
	杏子	226			
	无花果	212			
	蜜橘	177			
	橙	159			

食物里含钾高，是不是都不能吃啦？其实，首先要注意一下摄入的量，浅尝即可，不可多吃。其次，可以通过烹饪的方法除去食物中的钾。生活中常用的烹饪除钾方法有很多，例如土豆切成块，浸泡一日；蔬菜切碎用热水烫过，弃水再用油炒；水果加糖水煮过，弃水食用等。大家不妨试一下吧！

参考文献

［1］杨月欣，王光亚，潘兴昌. 中国食物成分表2002［M］. 北京：北京大学医学出版社，2002.

［2］杨月欣，葛可佑. 中国营养科学全书［M］. 2版. 北京：人民卫生出版社，2019.

怎样通过饮食调节控制高磷血症？

陈莎莎

　　高磷血症是慢性肾脏病的常见并发症，尤其在终末期肾病患者中，高磷血症可引发继发性甲状旁腺功能亢进症、骨代谢异常，还可导致心脏及血管等转移性钙化。血磷升高可导致患者心血管事件的死亡风险和全因死亡风险增加。高磷血症也是降低慢性肾脏病患者生活质量及增加治疗费用的重要因素。因此，慢性肾脏病骨代谢异常治疗的中心环节为控制高磷血症。推荐通过"3D"原则进行综合磷管理：①严格控制饮食，摄入低磷食物，常见食物磷含量见表3；②充分透析；③药物治疗。

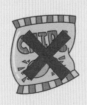
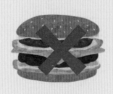
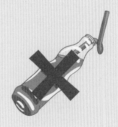

表3　常见食物磷含量表

类别	食物（100克）	磷（毫克）	类别	食物（100克）	磷（毫克）
谷薯类	小麦胚粉	1168	蛋奶类	奶疙瘩	689
	青稞	405		全脂牛奶粉	469
	黑米	356		全脂速溶奶粉	571
	高粱米	329		奶片	427
	小麦	325		奶酪（干酪）	326
	荞麦	297		松花蛋	263
	玉米（白，干）	244		鸡蛋黄	240
畜禽肉类	羊肉干	546		鸭蛋	226
	火鸡腿	470	豆类	蚕豆	418
	牛肉干	464		青豆	395
	猪脑	294		黄豆粉	395
	猪肝	310		红豆	358
	鸡肝	263		绿豆	337
	羊肉串（烤）	254		豆腐皮	318
	腊肉（生）	249		绿豆面	304
	酱鸭	140		豆浆粉	253
	对虾	228	坚果类	南瓜子仁	1159
鱼虾类	虾米（海米）	666		松子（生）	620
	河蚌	305		葵花子仁	604
	泥鳅	302		亚麻子	577
	鳝鱼	206		山核桃	521
	鲤鱼	204		杏仁（原味）	474
	鲍鱼（杂色鲍）	77		腰果	395

什么样的烹调方法最好?

日常烹调多用蒸、炒、煮、做汤的方法做菜,既省时又保持食物营养。有肾病营养学家对日常的食品加工方法进行了比较,发现使用软水清洗或煮食物更有利于去磷;肉类加工时使用垂直于肌肉纤维的切片(竖切)方法比顺着肌肉纤维切割(横切)的方法更容易去磷;蒸、煮30分钟去磷的效果要比10分钟更好;使用高压锅蒸、煮10分钟去磷的效果相当于普通锅具蒸、煮30分钟。

此外,肾病患者做饭时还应尽量减少食品添加剂的使用。食品添加剂中磷含量高,并且易被人体100%吸收。因此,肾病患者尽量不吃加工食品、方便食品、外卖、碳酸饮料等富含食品添加剂的食物。

参考文献

[1]杨月欣,王光亚,潘兴昌.中国食物成分表2002[M].北京:北京大学医学出版社,2002.

[2]杨月欣,葛可佑.中国营养科学全书[M].2版.北京:人民卫生出版社,2019.

怎样通过饮食补铁?

陈莎莎

　　慢性肾脏病贫血患者经常存在铁缺乏，铁缺乏是导致红细胞生成刺激剂治疗反应低下的主要原因。慢性肾脏病贫血发生缺铁的原因包括：①铁储备耗竭，如慢性失血（血液残留在透析管路和透析器中、检验采血、隐性胃肠道失血）、意外情况导致失血、手术失血；②铁摄入减少，如磷抑制铁的吸收、质子泵抑制剂等导致胃酸减少削弱铁的吸收、尿毒症患者肠道吸收铁功能降低；③铁需求增加。因此，慢性肾脏病缺铁患者应注意补充高铁饮食。下面为大家介绍以下常见的含铁量比较高的食物（表4）。

表4　常见食物铁含量表

类别	食物（100克）	铁（毫克）	类别	食物（100克）	铁（毫克）
肉蛋奶类	鸭肝（母麻鸭）	50.1	蔬菜类	紫菜（干）	54.9
	鸭血	30.5		口蘑（白磨）	19.4
	河蚌	26.6		茶树菇（干）	9.3
	沙鸡	24.8		金针菇	1.4
	鸭肝	23.1		蘑菇（鲜蘑）	1.2
	鲍鱼（杂色鲍）	22.6		大蒜（蒜头）	1.2
	猪肝	22.6	干果类	葡萄干	9.1
	牛肉干	15.6		枣干	2.3
	山羊肉（冻）	13.7		沙棘	8.8
	腊肉（生）	7.5		草莓	1.8
	鸡蛋黄	6.5	坚果油脂类	黑芝麻	22.7
	驴肉（瘦）	4.3		葵花子（炒）	6.1
	鸭蛋	2.9		松子（炒）	5.2
	蟹（河蟹）	2.9		榛子（炒）	5.1
	虾米（海米）	11		开心果（熟）	4.4
	鳝鱼	2.5		杏仁（炒）	3.9
谷薯类	青稞	40.7			
	高粱米	6.3			
	荞麦	6.2			
	小米	5.1			

　　但是慢性肾脏病患者补铁的时候需要考虑食物铁的吸收率。一般来说，在植物性食物中铁的吸收

率较动物性食物低，如大米为1%，玉米和黑豆为3%，莴苣为4%，小麦、面粉为5%，鱼为11%，动物肉、肝为22%。但是需要注意的是蛋类中的铁吸收率仅为3%。

参考文献

［1］杨月欣，王光亚，潘兴昌. 中国食物成分表2002［M］. 北京：北京大学医学出版社，2002.

［2］杨月欣，葛可佑. 中国营养科学全书［M］. 2版. 北京：人民卫生出版社，2019.

增强抵抗力的食物有哪些？

张 炯

抵抗力一般是指人体对外界病原微生物侵入造成疾病的防御能力。那么我们如何从饮食方面加强自身抵抗力呢？首先，尽量多吃优质蛋白质的食物来增加营养，同时尽量做到饮食的多样化，多吃富含维生素的水果、蔬菜，尽量少食多餐，保证营养的充分、饮食的均衡。以下内容可提供参考。

1. 薯、芋类

薯、芋类富含维生素C、维生素B$_1$、钾和膳食纤维，还有能促进免疫活性的黏蛋白，对提高人体抵抗力很有

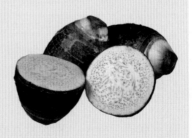

帮助。可以多吃土豆、红薯、紫薯、山药、芋头等薯、芋类，建议用蒸、煮、炖的方式进行烹饪。

2. 深绿色蔬菜

很多深绿色的蔬菜中都富含叶酸，它是合成免疫物质所必需的成分。每日建议摄入蔬菜300~500克，特别是深绿色蔬菜，推荐西蓝花、菠菜、芥蓝、芦笋。

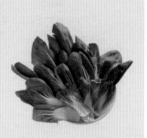

3. 橙黄色食物

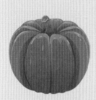

橙黄色食物富含胡萝卜素，胡萝卜素可以在人体内转变成维生素A，对维持身体免疫功能有重要作用，推荐胡萝卜、南瓜、玉米等。

4. 水果

每日应摄入水果200~350克。草莓、橙子、猕猴桃富含维生素C，苹果能促进人体干扰素的合成，桑葚、蓝莓富含花青素。上述水果对改善

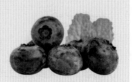

不良情绪、提高免疫力效果明显。

5. 豆制品

经常食用豆奶、豆腐、豆皮等豆制品能补充优质蛋白质，同时大豆中的膳食纤维、低聚糖、皂苷等成分还有增强免疫力和抗病毒的作用。

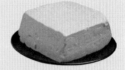

6. 酸奶

酸奶能够预防肠道病原微生物所引起的腹泻，并能提高免疫系统对病毒和细菌的反应能力，每天可以喝酸奶1~2杯（200~400毫升）。

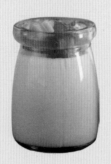

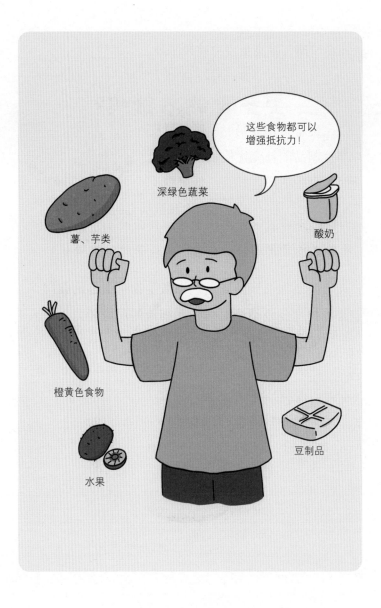

尿酸高的人
哪些食物不能吃？

张 炯

尿酸是人类嘌呤化合物代谢的终末产物，人体内尿酸来源主要分为内源性和外源性。内源性尿酸由体内物质代谢分解或合成，外源性尿酸则从富含嘌呤或核蛋白的食物核苷酸分解而来。饮食是外源性尿酸的主要来源，高嘌呤饮食可使血尿酸增加，因此，减少嘌呤摄入对预防高血尿酸很有意义。

那么，让我们来看看常见食物的嘌呤含量吧（表5~表7）。

表5　高嘌呤食物（可食部嘌呤 >100毫克/100克）

类别	食物
动物内脏	鸭肝、鸡肝、鹅肝、猪肝、牛肝、猪肚、猪肾、鸡心、鸭肠
畜肉类	猪肉、牛肉干、羊肉、兔肉
禽肉类	鸡肉、鸭肉、鹅肉

续表

类别	食物
鱼虾扇贝类	扇贝、基围虾、河蟹、白鲳鱼、鲢鱼、乌鱼、海鳗、草鱼、鲤鱼、沙丁鱼、凤尾鱼、鱼子
各种肉熬制的浓汤	鸡汤、鱼汤、排骨汤、肉汤
植物性食物	紫菜、黄豆、榛蘑（干）、猴头菇（干）、黑木耳（干）、腐竹、豆皮、赤小豆、鲜香菇

表 6　中嘌呤食物（可食部嘌呤为 50~100 毫克 /100 克）

类别	食物
动物性食物	牛肉、牛肚、猪肉松、鳝鱼
植物性食物	花生、腰果、豆腐、豆浆、南瓜子、糯米、菠菜、扁豆、四季豆、青豆、鲜豌豆、芦笋、花椰菜、龙须菜、金针菇

表 7　低嘌呤食物（可食部嘌呤 < 50 毫克 /100 克）

类别	食物
谷薯类	糙米、面条、大米、高粱米、玉米、小米、土豆、红薯
乳类及制品	牛奶、奶酪
蛋类	鸡蛋、鸭蛋、鹌鹑蛋等
蔬菜	花椰菜、芥蓝菜、空心菜、茼蒿、黄瓜、茄子、白菜、包菜、芹菜、丝瓜、苦瓜、冬瓜、白萝卜、胡萝卜、青椒、茶树菇等
水果类	橘子、枇杷、桃子、西瓜、鸭梨、葡萄等

除此之外，啤酒等酒类也富含嘌呤，过量饮酒，会使体内产生大量乳酸，阻止尿酸排出。而且，酒类是高能量饮品，大量饮用导致能量过剩，尿酸生成增加。

高尿酸患者应当控制总能量摄入，多饮水，尽量选择嘌呤含量低的食物，减少中嘌呤食物摄入，避免吃高嘌呤食物。

参考文献

［1］杨月欣，王光亚，潘兴昌. 中国食物成分表2002［M］. 北京：北京大学医学出版社，2002.

［2］杨月欣，葛可佑. 中国营养科学全书［M］. 2版. 北京：人民卫生出版社，2019.

慢性肾脏病患者哪些水果不能吃?

张 炯

吃水果有很多好处,如能够为机体补充丰富的维生素、增加食欲、促进消化功能、预防和治疗便秘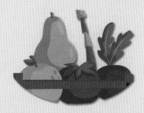
等。可是慢性肾脏病患者能像健康人一样,想吃就吃吗?

肾衰竭表现为排毒和排水障碍。毒素清除障碍可能导致高钾血症,有死亡的风险。排水障碍可以引起心衰。因此,在食用水果的时候要注意水果中的水分和钾的含量。

如果有水肿表现,那一定要限制摄入含水量高的水果包括西瓜、草莓、葡萄柚、哈密瓜、桃子、葡萄等。

慢性肾脏病3期以上的患者发生高钾血症的风险

增加，钾含量高的水果不建议食用。关于水果中的含钾量我们有专门介绍，具体情况请参照表2。

　　既然慢性肾脏病患者吃新鲜水果有这么多禁忌，那吃果脯如何呢？由于果脯是由新鲜水果晒干制成，所以含钾量也很高。例如每100克桂圆干的钾含量是1348毫克，葡萄干是995毫克，红枣是524毫克。所以果脯虽好，食用仍须小心谨慎！

专家说

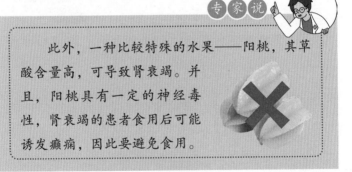

　　此外，一种比较特殊的水果——阳桃，其草酸含量高，可导致肾衰竭。并且，阳桃具有一定的神经毒性，肾衰竭的患者食用后可能诱发癫痫，因此要避免食用。

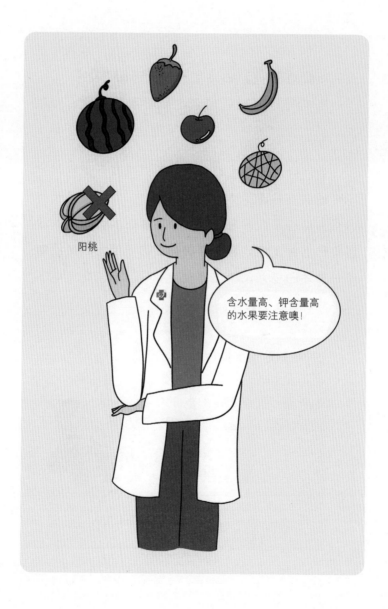

透析患者该怎样喝水?

张亚玲

因为绝大多数透析患者处于少尿或无尿状态,不能通过排尿清除体内多余的水分,所以许多长期透析患者存在血容量过多。血容量过多可能导致心衰等严重并发症,甚至增加死亡的风险,所以控制每日液体的摄入量就显得尤为重要。我们提出以下几个自我管理建议。

1. 控制总饮水量

首先透析患者要知道每日可喝的总饮水量为前一日的尿量+500毫升。尿量多,就可适量多喝,尿量少就需要少喝。

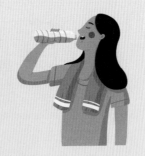

2. 了解食物含水量

经常有患者以为只有液体才是"水"，其实不是的，我们生活中的大多数食物皆含水，当身体容量负荷过重时，要少吃含水量大的食物。

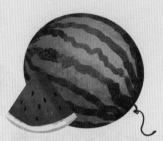

如一个苹果的含水量超过70%（100克的苹果约含有70克水），西瓜含水量超过93%，一个馒头的含水量也超过50%，稀粥就更不用说啦。这些均应计入"总饮水量"，不能以为"干粮"就不含水分，其实它只是含水量少而已。

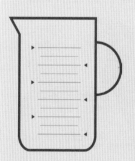

3. 使用有刻度的水杯

建议将普通水杯换成带有刻度的水杯，每日总饮水量一目了然，时刻提醒饮水要"限量"，切忌"牛饮"。

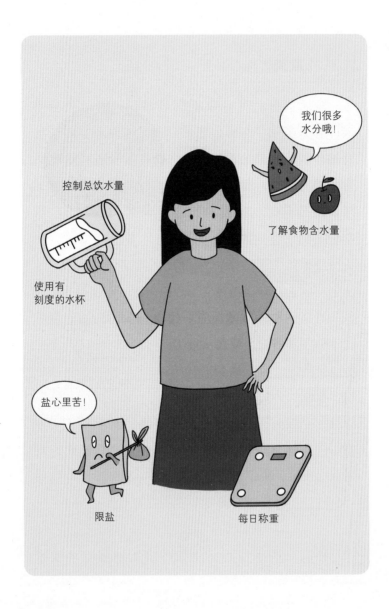

4. 限盐

众所周知，吃咸了就会口渴，口渴了就会喝水，喝水多就会水肿，如此形成恶性循环，因而每天的盐量应控制在6克以内。很多患者还喜欢吃调味品和腌制品，如味精、酱油、咸菜、烧鹅、叉烧肉、腊肉等，这些食物钠含量丰富，一定要尽量少吃。

5. 每日称重

透析间期体重增长应不超过干体重的5%，或每天不应超过1千克。为了做到心中有数，量出为入，患者应于每日清晨、空腹时，穿同样衣服、

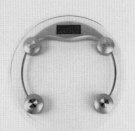

使用同一体重秤称体重，根据干体重，算出前一日体重增长量，决定当日饮水量。

6. 其他

还有一些小技巧，比如可将水制成冰块或冰

粒，口渴时含一块冰，能有效降低口渴感，同时冰比水的密度要小，冰的体积大但实质水量较少。此外，柠檬有减轻口渴感的效果，可在

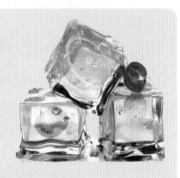

水中适当加入少许柠檬，但柠檬含钾量偏高，不宜多加，500毫升的水加入一片薄柠檬片就够了。

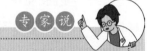

专家说

　　另外，血液透析患者家属也应掌握相关的控水知识，时刻督促和提醒患者。尤其在节庆欢聚时，患者心情愉悦，容易放松对控水的警惕，家属应及时劝阻患者过量饮水。

冬虫夏草可以吃吗？

张亚玲

冬虫夏草常生长于海拔3000~5000米的高山灌木丛和高山草甸之中。吴仪洛在《本草从新》中对冬虫夏草的论述指出："冬虫夏草甘、平，保肺，益肾。"世人皆说，冬虫夏草在冬天为"虫"、夏天为"草"，因此而得名。实际上冬虫夏草是麦角菌科真菌——冬虫夏草菌寄生在蝙蝠蛾科昆虫幼虫上的子座及幼虫的尸体的复合体，含有大量的活性物质，具有调节人体免疫力、抑制肿瘤生长等功效，为我国传统名贵中药。

从中医辨证论治的角度来看，慢性肾脏病是各种因素导致人体脏腑功能失调、气血亏虚、阴阳失调，而冬虫夏草感阴阳二气而生，能治诸虚百损，故慢性肾脏病患者可使用此药。

从西医现代药理学研究等方面来看，冬虫夏草中含有腺苷、虫草多糖、糖醇、甾醇、维生素、氨基酸及无机元素，其中尤以腺苷、虫草多糖有明显药理作用。研究证实，冬虫夏草有很好的降血糖、免疫调节、抗氧化、抗纤维化、抗炎、抗肿瘤等功效，对肾脏有较好的保护作用。

食用冬虫夏草的方式多种多样，如粉碎送服、煮水服用、研磨成粉或制成胶囊服用等。

虽然冬虫夏草的适用范围广泛，但是冬虫夏草尚不推荐用于儿童、孕妇、哺乳期妇女，感冒发热及脑出血人群不宜吃，中医辨证存在实火或邪胜者不宜用，且在食用之前须征询医生的建议，切勿盲目食用。

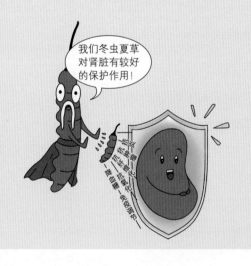

慢性肾脏病患者可以吃豆类吗？

任 松

很多得了慢性肾脏病的患者都会问医生："我可以吃豆类吗？"

很多人或者网上资料都说慢性肾脏病患者尽量不要吃豆类，事实果真如此吗？下面，我们就来说说慢性肾脏病患者到底可不可以吃豆类。

我们食物中蛋白质的来源主要是肉类、豆类、奶类等。人体每天由于皮肤、毛发、黏膜的脱落，女性月经期失血，肠道细菌死亡并被人体排出等原因会损失20克以上的蛋白质，这种氮排出是不可避免的，我们称之为必要的氮损失。对于慢性肾脏病患者来说，长期大量高蛋白质饮食会增加肾脏负担，加速肾病的进展。但是蛋白质是人体新陈代谢的必需品，如果摄入少会导致缺乏营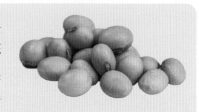养，一方面要吃，另一方面又不能多吃，如何解决这个矛盾呢？那就是优质低蛋白质饮食。必需氨基酸含量高、氨基酸比例和人体接近的蛋白质我们称之为优质蛋白质。肉、蛋、奶、鱼等动物蛋白质是优质蛋白质。大豆类食物如青豆、黄豆、黑豆等豆类蛋白质含量高，为35%~40%，大豆蛋白中赖氨酸含量高，蛋氨酸含量相对较低，其余与动物蛋白质相似，氨基酸比例较好，具有较高的营养价值，同样属于优质蛋白质。除了蛋白质含量高以外，大豆类食物中含有的异黄酮还具有降低胆固醇、抗氧化等作用。

《慢性肾脏病患者膳食指导》（WS/T 557—2017）中指出："将适量的奶类、蛋类或各种肉类、大豆蛋白等优质蛋白质的食品作为蛋白质的主要来源。"所以慢性肾脏病患者可以适量吃大豆类食物如青豆、黄豆、黑豆，但不等于可以放开吃，毕竟慢性肾脏病患者每日蛋白质的摄入量是要受控制的。同时，每100克黄豆中含钾约1.5克，豆制品如豆腐中含有较多的食品添加剂，过多食用容易增加高钾、高磷等风险，因此慢性肾脏病4~5期患者更应该控制食用量。而豆浆、黄豆粉这类豆制品中含嘌呤较多，一些慢性肾衰竭患者往往合并高尿酸血症甚至痛风，因此，他们是不适宜食用这类豆制品的。

每天可以适量吃一些豆类！

鱼胆可以吃吗?

任 松

小科打开手机,突然弹出来一条新闻:"男子信偏方生吃鱼胆中毒,住院一个月做10次血液透析才保住命!"小科吓了一大跳,想起自己曾经吃过鱼胆,幸好身体无恙,但这小小的鱼胆怎么就差点要了命呢?

在民间,食用鱼胆可以清肝明目及治疗疾病的说法由来已久,这到底是真是假呢?下面我们就来聊聊这个说法。鱼胆即鱼的胆囊,主要用于容纳鱼类肝脏分泌的胆汁,起消化作用。如杀鱼时不小心弄破鱼胆,鱼煮熟后味道会特别苦。传统医书中也记载鱼胆有清热解毒、清肝明目、镇痛的功效,但是在鱼胆与其他药材

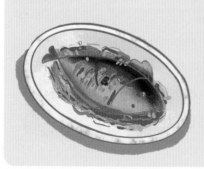

混合后外用才能起效，而不能内服。

每年都有很多人因为误食鱼胆而中毒。可

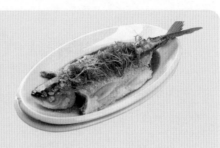

见，鱼胆中毒后果是非常严重的。有文献统计急性鱼胆中毒的病死率高达16%，其中91.7%的患者死于肾损伤。通过科学的检测、分析，以及吃生鱼胆中毒的病例证实，青鱼、草鱼、白鲢、鲈鱼、鲤鱼等鱼的胆汁中含有多种有毒物质如胆盐、组胺、氰化物等，其中氢氰酸毒性比同剂量的砒霜毒性还要大，不论生吞、煮熟或泡酒，这些有毒物质都不会被破坏。进食鱼胆后，这些有毒物质可以引起细胞变性、坏死，从而导致肝、肾、心脏、脑、胃肠道等脏器损伤。中毒严重程度与服用鱼胆的量成正相关，轻者表现为恶心、呕吐等消化道症状，重者危及生命。由于鱼胆汁中成分过于复杂，目前还没有针对鱼胆中毒的特效解毒药，当前最为有效的抢救方法是尽快进行血液透析。

专 家 说

医生提醒大家，吃鱼胆清火的说法缺乏科学依据，无论新鲜还是煮熟的鱼胆都有毒性，不能随意吃。

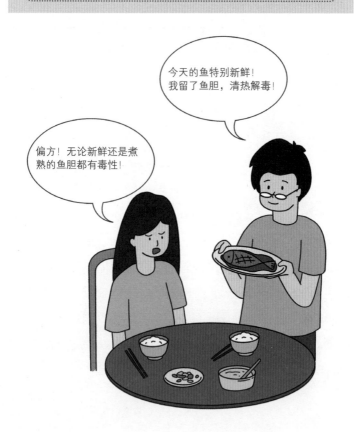

今天的鱼特别新鲜！我留了鱼胆，清热解毒！

偏方！无论新鲜还是煮熟的鱼胆都有毒性！

糖尿病肾病患者该怎么吃?

任 松

我国糖尿病的发病率大于10%, 大部分为2型糖尿病, 长期血糖控制不佳可累及肾脏, 表现为蛋白尿、血肌酐升高, 即糖尿病肾病。糖尿病肾病患者除了用常规药物治疗外, 在饮食上还需要注意些什么呢?

第一, 应该控制总能量的摄入。根据每位患者的体重不同, 建议按30~35千卡*/千克体重摄入总能量, 以保证正常的生理需要。其中碳水化合物占总能量的60%左右, 相当于300~400克主食。粗粮中的碳水化合物分解较缓慢, 适合糖尿病患者摄入, 而稀饭、面条等食物中的碳水化合物分

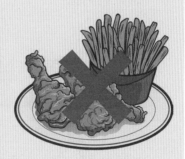

————————
*1 千卡 =4.184 千焦, 全书同。

解快，容易导致短期血糖上升。

第二，控制血糖水平。糖尿病肾病患者血糖的控制目标范围为空腹血糖<6.1毫摩尔/升，餐后两小时血糖<8毫摩尔/升，糖化血红蛋白<6.2%。但对于肾功能不全的患者来说，由于严格控制糖化血红蛋白至目标值可能导致低血糖风险增加，所以对老年患者可以适当地将糖化血红蛋白值放宽至<7%，在同等能量的前提下，增加进餐次数可以降低餐后血糖波动，有助于预防餐后高血糖及餐间低血糖的发生，因此，建议这类患者少食多餐。

第三，合理限制蛋白质的摄入。长期大量高蛋白质饮食会加重肾脏的负担，加速肾病的进展，但是蛋白质作为人体必需的营养物质又必须得到补充，所以我们建议这类患者采用优质低蛋白质饮

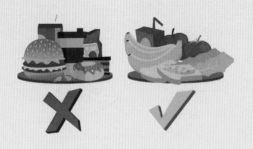

食，什么是优质蛋白质呢？一般我们将蛋白质成分与人体蛋白质相近的食物称为优质蛋白质食物，常见的包括鸡蛋、瘦肉等。1个鸡蛋中蛋白质含量约6克，100克瘦肉中蛋白质含量在13~20克。当患者肾功能出现受损时应减少蛋白质摄入，详见"什么是优质低蛋白质饮食"。

第四，低盐饮食。糖尿病肾病患者常常合并低蛋白水肿，而体内过多的盐分会导致水钠潴留，加重水肿。同时高盐会导致血压升高，不利于肾病的控制。当前针对糖尿病肾病患者的营养指南建议将每日饮食中盐的摄入量限制在6克以内。

第五，低脂饮食。高血脂可导致动脉粥样硬化、血管管腔变窄，严重者可出现心肌梗死、脑梗死等，因此，需要控制脂肪的摄入，尽量避免脂肪含量高的饮食，比如肥肉、油炸食品、动物内脏、奶油制品等。

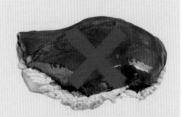

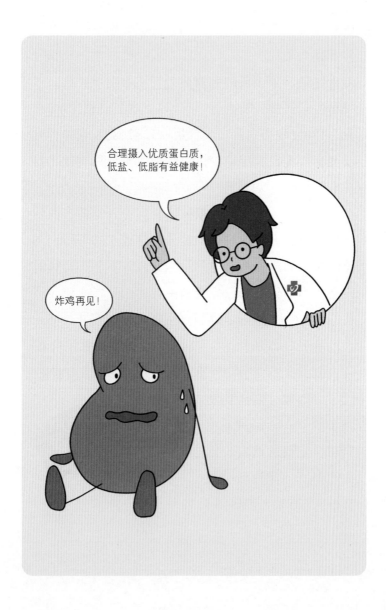

高胆固醇食物有哪些?

林英英

常听到医生叮嘱一些患者"不要吃高胆固醇的食物"。那么,什么是胆固醇?高胆固醇食物有哪些?摄入过多高胆固醇食物又有什么危害呢?下面我们就来一一解答。

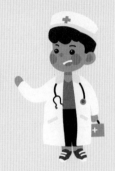

什么是胆固醇?

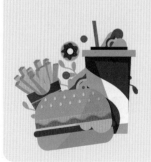

胆固醇(又称胆甾醇)是一种环戊烷多氢菲的衍生物,广泛存在于动物体内,尤以神经组织中最为丰富。它是参与合成人体重要物质的原料,是细胞生长发育所必需的营养物质。

但凡事过犹不及——胆

固醇过高就对人体有害。胆固醇升高与动脉粥样硬化性疾病密切相关，尤其低密度脂蛋白胆固醇水平升高是冠心病的致病性危险因素；高胆固醇血症是促进高血压发生的一个重要因素。此外，胆固醇还被世界卫生组织（WHO）国际癌症研究机构列为可疑致癌物（简单地说就是对人存在可疑的致癌性。注意，是"可疑"，尚未达到"可能"的实证程度！）。

哪些食物胆固醇含量高？

胆固醇偏高除了自身疾病导致外，常常是由不合理饮食导致的。因此，医生的意见很重要，但功夫还在平时。患者对一日三餐吃什么应时时留心。那么，哪些食物的胆固醇含量较高呢？可参见表8。

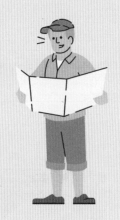

表8　胆固醇含量高的食物

类别	食物（100克）	胆固醇（毫克）	类别	食物（100克）	胆固醇（毫克）
畜肉类	猪脑	2571	鱼虾蟹贝类	鱿鱼（干）	871
	羊脑	2004		虾米	525
	猪肾（猪腰子）	354		虾皮（海米）	428
	猪头皮	304		鱼片干	307
	牛肾	295		河蟹	267
	猪肺	290		鲍鱼	242
	猪肝	288		河虾	240
	猪蹄	192		对虾	193
	猪小肠	183		基围虾	181
	猪肚	165		蛤蜊	156
	猪小排	146		田螺	154
	猪大肠	137		扇贝（鲜）	140
	猪肉（肥）	109	乳类及制品	黄油	296
	猪耳	92		酥油	227
禽肉类	鸡肝（肉鸡）	476		奶油	209
	鸡肝	356		乳酪蛋糕	120
	鸭肝	341		全脂牛奶粉	110
	鹅肝	285		全脂软酪	90
	炸鸡	198		奶皮子	78
	鸡心	194		全脂羊奶粉	75
	鸭肠	187		全脂速溶奶粉	71
	鸡胗（鸡胗）	174		奶酪（干酪）	11
	鸡腿	162	蛋类及制品	鹅蛋黄	1696
	鸭舌	118		鸭蛋黄	1576
	鸡翅	113		鸡蛋黄	1510
	酱鸭	107		土鸡蛋	1338
	烤鸡	99		鹅蛋	704
				松花蛋（鸡蛋）	595
				洋鸡蛋	585
				鸭蛋	565

参考文献

[1] 杨月欣，王光亚，潘兴昌. 中国食物成分表2002 [M]. 北京：北京大学医学出版社，2002.

[2] 杨月欣，葛可佑. 中国营养科学全书 [M]. 2版. 北京：人民卫生出版社，2019.

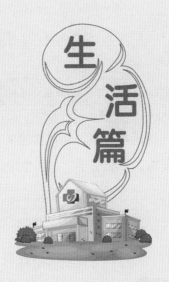

生活篇

危害肾的习惯有哪些？

尹丽娟

生活中有些行为司空见惯，却可能在不经意间成了肾脏的"狙击手"。哪些习惯会造成肾脏损害呢？

1.喜静不喜动

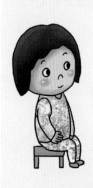

我国数据统计显示，成年人每周运动时间严重不足，不良生活方式正悄无声息吞噬我们的健康。长时间不运动不利于血液循环，影响肾脏及时、有效地清除血液中的"垃圾"。而且长时间不运动容易发胖，增加肾脏代谢负担，导致肾小球硬化。因此，大家都要适度运动哦!

2.不渴不喝水

很多人平时不喜欢喝水，觉得口不渴为什么

要喝水呢？可是喝水还是有很多学问的呢。喝水量过少，身体代谢产物不能完全溶解，难以经尿液排出，在体内沉积后形成临床常见的肾结石等。但是用果汁和能量饮料、浓茶、咖啡代替水是不可取的，不利于维持人体酸碱平衡，而且这些饮品含添加剂、防腐剂等，如溴酸钾，也不利于肾脏健康。

3. 有盐有味吃得爽

点烧烤、吃炸鸡、喝可乐，这些饮食方式备受人们的青睐。殊不知吃的全是重盐、重油、含添加剂的"美食"，日积月累增加了肾脏排泄负担。吃得过咸，不仅导致水钠潴留，增加高血压风险，还加快肾功能损害。高脂饮食可以加重动脉硬化，损害肾血管。所以，要想肾好可不要贪吃哦！

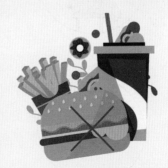

4.吞云吐雾似神仙

众所周知，吸烟有害健康，烟草中暗藏的有害物质如尼古丁、丙烯醛、一氧化碳等随呼吸弥散入毛细血管，导致一系列并发症，如高血压、血管硬化、继发性肾损伤等。因此，在预防肾病过程中，戒烟尤为重要。

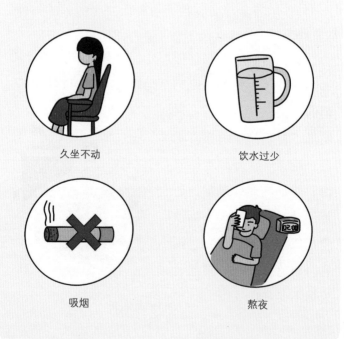

久坐不动

饮水过少

吸烟

熬夜

5. 爱当"夜猫子"

　　睡眠质量与身体健康关系密切，对肾病患者更是如此。熬夜会打乱人体的生物钟，致使肾脏的生理功能变得混乱，对肾组织造成永久性的损伤。睡眠时间不足和睡眠质量不佳有可能诱发或加重慢性肾损伤。合并高血压、糖尿病及阻塞性睡眠呼吸暂停综合征的肾病患者，他们可能因长时间处于慢性缺氧状态而致肾病久治不愈或进行性加重。

憋尿的弊端有哪些？

王 蔚

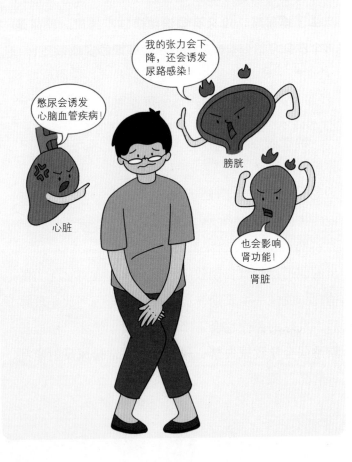

大家是不是都遇到过，在上课、开会、开车等很多情况下，想上厕所，但条件又不允许，只能憋着尿。在生活中，大家都在有意无意地憋尿。憋尿指的是当膀胱储存的尿液达到了膀胱一定容量后，产生了排尿感，但又有意识地憋住不排尿。憋尿是一个不良习惯，长时间的憋尿会带来很多弊端。

1. 膀胱张力下降

膀胱是一个具有较大伸展性的器官，但当长时间的憋尿使膀胱长期处于高内压状态，膀胱壁的弹性张力将会下降；控制尿液排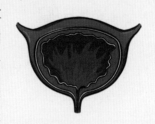出的尿道括约肌长期收缩，也会出现疲劳、无力的情况。就像一个长期充满气体的气球，当放空气体后，气球的弹性也会下降，无法自如扩张。所以长期憋尿会导致尿失禁、尿潴留、正常排尿反射紊乱等情况。

2. 诱发尿路感染

尿液长时间储存在膀胱内，膀胱壁血管受压，黏膜变薄，保护层受损，膀胱黏膜的抗菌能力下降；尿道也失去排尿的冲刷作用，可能有细菌沿尿道逆行进入膀胱，增加尿路感染的风险。

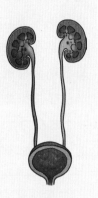

3. 影响肾功能

膀胱内长期高压也会破坏尿液进入膀胱的入口（输尿管出口）结构，尿液在膀胱内高压的作用下可能沿输尿管上行，不仅会导致肾积水，还可能使细菌侵入肾脏，诱发肾脏感染，影响肾功能。

4. 诱发心脑血管疾病

简单来说，副交感神经兴奋时促进排尿，交感神经兴奋时抑制排尿。当长时间憋尿时，交感神经处于兴奋状态，人体的心跳会加快、血压会升高，若患者本身具有心血管基础疾病，还易出现心律失常、心绞痛等心血管意外事件。此外，若长时间憋尿后再突然用力排尿，副交感神经兴奋，膀胱内压骤然降低，易反射性引起血压下降，使大脑短暂性缺血，诱发排尿性晕厥等。

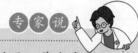

　　切记，平时多喝水、勤排尿，养成良好的排尿习惯。

得了慢性肾脏病，难道就真的不能生孩子吗？

吴昌为

得了慢性肾脏病，就绝对不能生孩子？这种说法是错误的！

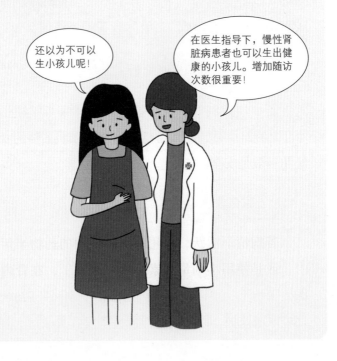

还以为不可以生小孩儿呢！

在医生指导下，慢性肾脏病患者也可以生出健康的小孩儿。增加随访次数很重要！

的确，我们得承认，慢性肾脏病患者怀孕，怀孕的风险会有所增加。主要是因为怀孕可引起肾脏高滤过状态、尿蛋白增加、先兆子痫等，相比肾功能正常的孕妇，慢性肾脏病患者怀孕后容易发生更多并发症。但是，这并不意味着慢性肾脏病患者不能怀孕。

慢性肾脏病患者安全生孩子的基本原则：血压正常、肾功能尚可、非疾病活跃期、避免使用细胞毒类等影响生育药物，并且全程有医生指导。

1.慢性肾小球肾炎患者

若血压控制好、肾功能正常、持续半年尿蛋白小于1克/24小时，那么目前认为满足以上条件的女性怀孕一般是安全的。

2.狼疮性肾炎患者

若病情不活跃，停用有致畸作用的药物半年以上，或是使用小剂量激素（＜15毫克），在肾内科医生随访下，可以怀孕。但是整个孕期和产后6个月都应严密监护，以防狼疮性肾炎复发。

3. 透析患者

一般不建议透析患者怀孕。

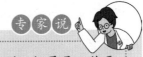

专家说

　　尽管对慢性肾脏病患者来说，怀孕是一件需要非常谨慎的事情，但是，只要在医生的指导下，仔细评估，密切监测，顺利地生下健康的小宝贝也不是奢望。

遗传性肾病患者 该怎么优生优育?

常 丹

罹患遗传性肾病的患者在孕育后代时，时常担心会不会把自己的病遗传给下一代。其实，随着现代医学的进步，还是有很多方法可以优生优育的。

常见的遗传性肾病主要有以下几种。

1. 肾小球疾病。如先天性肾病综合征、Alport综合征、薄基底膜肾小球病、法布里病等。

2. 囊肿性疾病。如常染色体隐性遗传多囊肾病、海绵肾等。

3. 肾小管间质疾病。巴特综合征、Gitelman综合征、原发性高草酸尿症等。

当患有上述种类的肾病时，就要格外注意了，此类肾病患者的宝宝将有一定概率会遗传肾病哦。这时候我们就要做好优生优育工作了，这将是个辛苦但必要的过程!

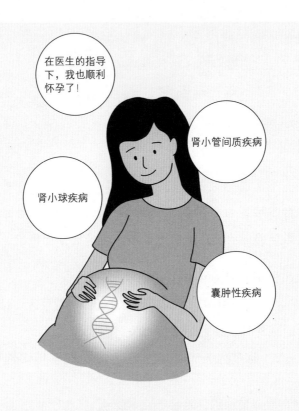

　　首先，一定要做好产前咨询！通过咨询从事医学遗传学的专业人员，判断遗传病的遗传方式，明确下一代发病的概率，讨论医学程序终止妊娠的相关伦理学问题及制订相应的产前基因诊断程序。比如Alport综合征遗传方式可能是X连锁显性遗传、常染色体隐性遗传或常染色体显性遗传，不同的遗传方式导致男性和女性后代发病情况不同。

其次，若产前咨询后决定孕育后代，可在双方适当年龄及健康状况下自然备孕。如果条件允许，可选择第三代试管婴儿技术，植入胚胎前进行遗传分析，有利于筛选健康胚胎，防止遗传病传递给下一代。同时也需要孕妈妈规律进行产前检查，及早预防和发现并发症。

最后，做好产前诊断，这一步至关重要！在胎儿出生前行产前基因诊断，如绒毛活检或羊膜腔穿刺术，为患者家庭提供胎儿是否患病的准确信息。

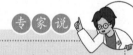

总之，优生优育的目标是使每一对夫妇以健康状态孕育健康的下一代，愿患有遗传性肾病的父母们在产前咨询和诊断指导下能孕育出健康的宝宝！

肾病患者可以有性生活吗？

孟祥龙

得了肾病就不能有性生活了吗？

传统观念认为"肾不好性就不好""房事损害肾功能"，其实这都是没有科学依据的。性功能和肾脏没有直接关系，肾病患者完全可以享受完美的性生活，而且不会损害肾功能。肾病对性生活没有影响，同样，健康、规律的性生活对肾病也没有大碍。

单纯血尿、蛋白尿以及轻、中度肾衰竭患者是可以拥有正常性生活的。而重度肾衰竭患者，男性体内存在雌激素灭活障碍，女性体内存在泌乳素紊乱，可能导致性功能下降。心理活动也可能影响性生活。此外，性生活也是一个体力活儿，器官衰竭了，体力下降了，性功能肯定受影响。

除了以上因素，有些药物也可能影响性功能，例如，沙坦类降压药对性功能有改善作用；醛固酮拮抗剂螺内酯对男性性功能有抑制作用。短期应用糖皮质激素有促进性功能作用，停药后可能有影响。免疫抑制剂如环磷酰胺和雷公藤总苷等，会对生殖系统产生不利影响。为了治疗肾病，这些药物的副作用有时候是难免的。不过，一般来说，停药后性功能是可以完全恢复的。对此，肾病患者家属一定要给予充分理解和支持，这对缓解患者的思想压力，治疗肾病大有帮助。

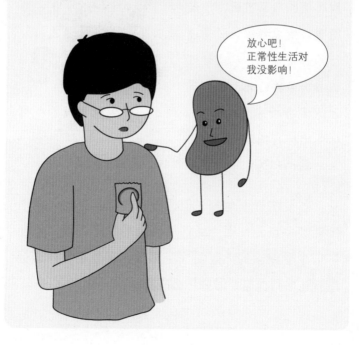

透析患者们，
你们考虑过外出旅行吗？

吴昌为

众所周知，无论是血液透析患者每周2~3次到医院的血液透析，还是腹膜透析患者每天必须进行的透析操作，这些硬性的透析条件让外出旅行成了很多透析患者的奢求。但是，透析患者真的不可以外出旅行吗？

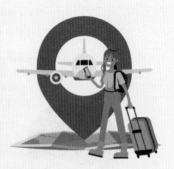

肾内科医生来回答：旅行，是可以的。

虽说旅行不是梦，但透析患者确实会比大众稍微麻烦一点儿，因为做好旅行前的周密计划，才能尽情享受旅途的无限美好。那么，问题来了，透析患者在旅行前需要做些什么准备呢？

1. 出发前须检查

出发前复查相关指标，并将检查报告随身携带。包括血常规、肝功能、肾功能、凝血功能、感染性指标筛查等。

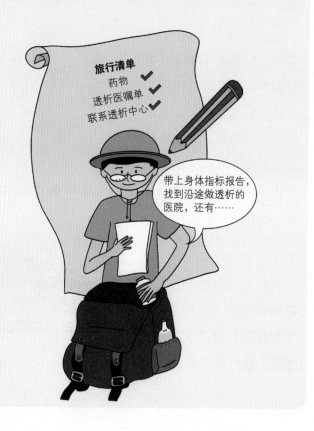

2. 吃药可别忘

首先要记得带上自己平时吃的药，并按出行天数带够剂量；同时将自己的基础疾病及药物的服用情况详细地记录在纸上，装在随身的包内，以备不时之需。

3. 饮食别放肆

在美味佳肴面前，可别贪嘴。时刻谨记低盐、低脂、优质蛋白质饮食，并严格限量饮水，注意饮食卫生。

4. 紧急情况快处理

若突发身体不适，出现心慌、气急、胸闷、出血、血压升高、低血压等状况时应立即去医院就诊。如遇需要紧急透析状况，应立即进行透析，千万不能延误。

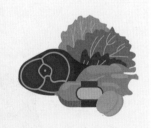

5. 血液透析患者须谨记

事先联系好沿途做透析的医院，并准备好医生填写的病历证明，包括性别、年龄、体重、24小时尿量、每周透析时间和方法、体重增长率、透析过程并发症、血管通路情况等。

6. 腹膜透析患者勿忘记

将透析相关用品（如透析机、透析液、消毒用品）提前送到旅行目的地；注意无菌操作，避免感染。

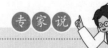

专 家 说

以上透析患者旅行需要注意的事项，大家了解了吗？虽然透析使我们的生活麻烦了一点，但是生命的绽放不应受疾病限制，生活的快乐不应受透析影响。我们是"肾斗士"，为生命而战，为美好的生活而战。

血液透析患者外出旅行怎么安排血液透析治疗？

李 艳

随着生活水平的提高，患者对外出旅行的需求越来越高了。医生、护士经常会遇到患者提问："医生，我想去海边晒一周的太阳，可以吗？""护士老师，我想出国去看看我女儿，大概需要两周的时间，应该怎么办？"旅行可以给人带来美妙的体验，留下快乐的回忆，有利于患者身心状态恢复。那血液透析患者到外地旅行，应该怎么安排血液透析治疗呢？

1. 告知原血液透析中心自己的旅行计划，并准备相应的材料

由于患者外出旅行的时间往往不会特别长，旅行目的地血液透析中心不太容易在短时间内对

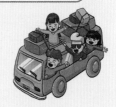

旅行者健康状况作出全面评估。因此，患者需要准备好以下材料。

①透析处方。

②血源传播性疾病检验结果。

③其他特殊的医疗和护理处置要求。

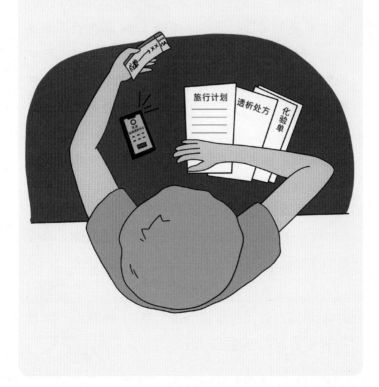

2. 寻找合适的血液透析中心，并配合提供相应的材料

由于每位患者的健康状况是不一样的，所以寻找适合自己的血液透析中心尤为重要。整体而言，可以遵从以下原则。

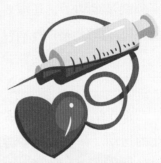

①应提前通过原血液透析中心的医护人员或者自行联系旅行目的地血液透析中心，确保对方医院能在计划的时间内接纳旅行透析者。

②并发症较多、状况较差的患者，首先选择综合性医院中的血液透析中心。状况较好的患者，在选择血液透析中心方面没有特殊要求。

③询问旅行目的地血液透析中心需要提交的材料和其他需要配合的事项，提前做好相应准备。

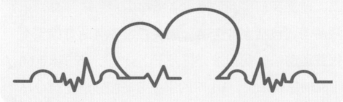

腹膜透析患者可以游泳和泡温泉吗？

谯 丹　尹丽娟

一位刚开始做腹膜透析的患者打电话咨询："护士老师叫我们不能够盆浴，那可不可以游泳和泡温泉呢？"

医生接到电话后，首先否定了他泡温泉的想法。泡温泉和盆浴一样，会使导管出口浸于水中，让水里的细菌有机可乘，感染患者的腹膜透析出口处，甚至发生腹膜透析相关性腹膜炎。尤其是在多人共浴的温泉里，发生感染的风险就更大了。

那么可不可以游泳呢？医生说这个要酌情考虑。腹膜透析患者想要游泳的话，游泳池的水质是必须要保证的。我们不建议在公共泳池或者未净化的水域里游泳。国外报道过腹膜透析患者在海水里游泳发生感染的风险低。因此，如果患者的腹膜透析出口处是完好的，体力又跟得上的话，在保护好出口处及导管的前提下可以考虑在卫生达标的私人泳池里游泳。但是，游泳后务必尽快做出口处护理。

这位患者不能去泡温泉了，游泳对他来说也比较麻烦，那么什么运动适合他呢？可以在本书找找答案哟！

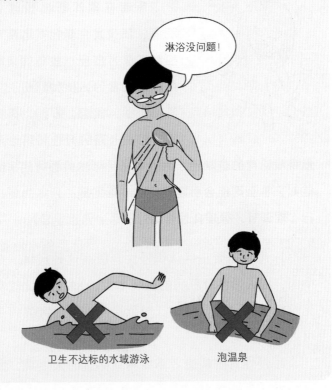

卫生不达标的水域游泳　　　泡温泉

慢性肾脏病患者
该怎么调节不良心理状态?

郑 娜

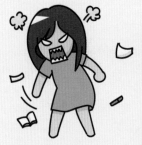

患者在刚诊断出慢性肾脏病、病情发生变化或者疾病控制不良时出现一些负性情绪是非常正常的,比如悲伤、失落、无助、焦虑、抑郁、恐惧等。但是长期的负性情绪会降低疾病治疗的依从性,大大打击患者积极面对疾病的信心,甚至可能会引起严重的心理问题。所以如何进行心理调节、管理负性情绪对于患者尤为重要。

1. 患者需要正确认识慢性肾脏病这种疾病。在中国,成人慢性肾脏病的患病率为10.8%,是比较常见的慢性病。只要及时、规范治疗,慢性肾脏病是可以控制的。

2. 慢性肾脏病患者需要树立豁达的人生观,懂得在生活中张弛结合，不能长期生活在高度紧张和压抑的氛围中。对患者来说，最糟糕的不是患病，而是自己负面的心态和生活态度。

3.患者要把生活的焦点转移到自己感兴趣的事情上。可以适当培养一些兴趣爱好，如书法、绘画、唱歌、跳舞、阅读、游泳等。

4.患者应该有主动寻求他人帮助的意愿，至少有主动参加社交活动的意愿。在一种愉快欢乐的氛围中，找到归属感、安全感和认同感，特别是和那些关系保持得很好的其他患者进行交流，这样可以促进康复。

5.患者的家属要经常鼓励患者与疾病抗衡到底，让他们尽快从痛苦、悲伤中解脱出来，让患者充分感受到亲人的体贴与温暖，增强与疾病做斗争的信心，重燃生命的希望。在日常生活中，家属应积极陪患者聊天、散步等，尽量不让患者独处，多与患者沟通，转移其注意力，使其保持心情愉悦，树立其抵抗疾病的信心。

6.患者还可以寻求心理医生的专业帮助，尽快从不良的心理状态中调节过来。

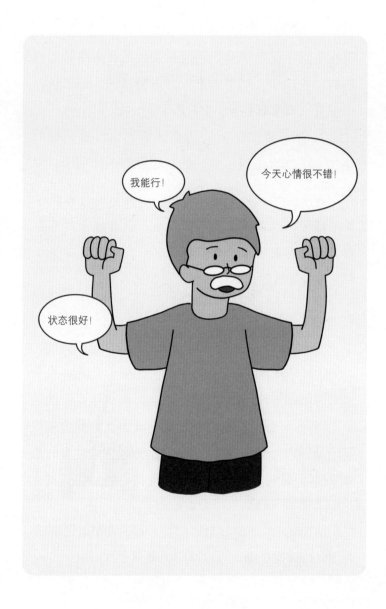

服用免疫抑制剂后如何预防感染？

常 丹

对于广大患者来说，糖皮质激素及免疫抑制剂并不陌生，但激素及免疫抑制治疗会降低人体免疫力，增加感染风险。我们将从以下几个方面浅谈服用免疫抑制剂的患者如何预防感染的发生。

1. 呼吸系统防护

①呼吸系统感染在使用免疫抑制剂治疗的患者中发生率很高，须高度警惕，平时注意保暖，根据气温变化适时增减衣物。

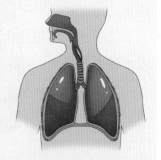

②保持室内空气流通，定期清洁消毒，必要时使用紫外线灯消毒；勤晒被褥，保持被褥干燥，可以减少毛霉孢子及螨虫。

③少去人群密集地方活动，若必须参加，务必戴口罩。

④当家里有家人出现感冒等症状时，减少接触，及时佩戴口罩，勤洗手。

⑤若出现咳嗽、咳痰、鼻塞等症状，及时就诊。

⑥使用药物或接种疫苗预防呼吸道感染。

2. 泌尿系统防护

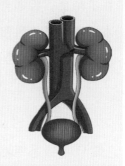

①保持良好的卫生习惯，大小便后用纸巾由前向后擦，每天清洗外阴，穿宽松、透气性好的内裤。

②多饮水，每日饮水量至少2000毫升（肾衰竭及水肿患者除外），勤排尿。

③注意性生活卫生，性生活前后双方均应多饮水、清洗外阴。

3. 消化系统防护

①规律饮食，定时定量，少食多餐，忌暴饮暴

食，忌吃生冷、辛辣食物。

②食用瓜果蔬菜前须用清水反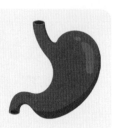
复冲洗，生食和熟食分开放置。

③每天饭前勤洗手、勤刷牙、
勤漱口，保持口腔卫生。

4. 皮肤及软组织防护

①勤洗澡、理发、更换衣物、剪指甲，保持皮
肤清洁，勤晒被褥。

②夏天注意驱虫防蚊，避免蚊虫叮咬。

③如皮肤出现疖、痈等，避免挤压，及时就诊。

服用免疫抑制剂的患者在生活中做好以上所建
议的细节，能大大降低感染风险，减少后顾之忧。

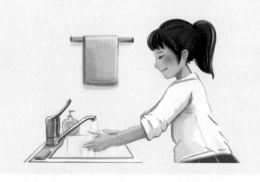

非透析慢性肾脏病患者可以做哪些运动?

孟祥龙

　　运动是慢性肾脏病常规治疗中不可缺少的一部分，适当的运动对慢性肾脏病患者的身体功能和心理状况都会产生有益的影响，可以明显改善患者的生活质量。通过运动增加肌肉毛细血管密度，提高最大氧摄取量，从而改善患者的体力和耐力。

　　做运动时要特别注意：①选择适宜的天气进行运动，天气过热或者过冷，都不宜做运动。②要在自我感觉良好时运动，如果发热或感冒了，彻底恢复2天以后再运动。③空腹和饱腹时不要做运动，饭后2小时再进行运动。④血液

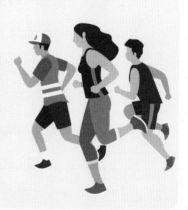

透析患者运动时最好有人陪伴。⑤运动时应该穿宽松、舒适、透气的衣服，穿运动鞋。

患者在运动前应与医生讨论，医生会根据患者的医学检查结果、身体状况等，给患者提出一个适宜的方案，包括患者适合做何种运动、运动时间和频率等。患者应该遵循医生的指导，并在运动中注重自己的感受和反应，及时跟医生反馈、交流。

运动前后要测心率/脉搏、血压，并做好记录。

对于循序渐进的运动量，能逐步适应。

运动时会有呼吸深度和频率的改变，但无交谈困难。如运动时呼吸急促不能交谈，运动后出现无力或明显关节疼痛或僵硬，提示运动量可能过大，下次运动应减量。运动量适当的表现应为运动时微有出汗，呈现稍感疲劳，有轻微的呼吸急促，但不影响交谈。注意自我感觉，若有不适，立即中止。

恢复时间通常不超过5分钟。一般停止运动6分钟后，每分钟脉搏次数应该不高于100次。

慢性肾脏病患者应该多做些有氧运动，如骑行、步行、抗阻运动、体操等。

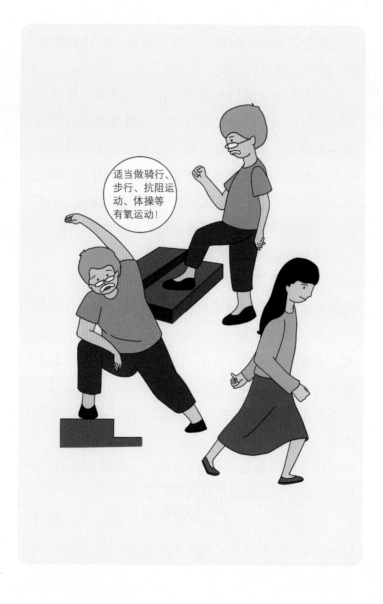

骑行：骑行速度10～15千米/小时，每次20～30分钟。

步行：平均每分钟60～80步，以不出现心悸、喘息和下肢无力为宜。然后视自身恢复状况逐渐延长步行时间，缩短休息时间。

抗阻运动：包括上下台阶训练、上肢和下肢抬举训练。其中上下台阶训练可以利用楼梯进行，台阶高度以35厘米为宜。抗阻运动每次锻炼约30分钟。

体操：侧身运动、体转运动、身体前屈，每一动作重复5~10次。

运动后短时间内会出现尿蛋白增多，这是正常情况，因此，更要按时复查肾功能，控制运动强度。如果出现水肿的情况，应尽量减少运动的时间和强度，量力而行。

透析患者适合做哪些运动？

郑　娜

虽然终末期肾病透析患者普遍存在身体功能下降的现象，但是适量的运动可以增加肾血流量、改善心肺功能、控制高血压和其他危险因素、控制血糖和改善胰岛素抵抗、提高透析效率、改善心理适应能力，从而提高生活质量。

1.运动时间

每次运动目标时间为30~60分钟，可以根据患者的个人状况分段进行。

2.运动模式

建议运动模式应该包括一般有氧运动、抗阻运动及灵活性训练。

①一般有氧运动项目有步行、慢跑、滑冰、游

泳、骑行、跳健身舞和韵律操等。

②抗阻运动项目有拉伸拉力器或弹力绷带、抬举哑铃、仰卧起坐、俯卧撑等。

③灵活性训练能增强颈椎关节、上肢和下肢关节、骶髂关节的活动性，便于完成步行、弯腰、下蹲等日常生活活动。一般可与有氧运动训练相结合，在运动训练的准备和结束阶段进行。项目包括打太极拳、跳广场舞、练八段锦等。

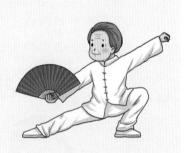

3. 运动的注意事项

①建议从低强度运动训练开始，如步行、做家务、拉伸等，逐渐达到中等强度的运动水平。

②在运动过程中需要密切关注患者自身的症状、体征和主观感受，通过这些判断运动的强度是否合适。以出现轻度气喘、疲乏及出汗为宜，确保呼吸频率维持在能进行交谈的水平，运动完1小时体力能完全恢复，有轻微的疲劳感，但无疼痛，肌肉

有轻微的酸痛感，但不至于影响活动。

　　③运动的时间选择在至少餐后1小时或睡前1小时，以早晨与傍晚最佳，避开炎热天气。糖尿病患者避开餐后1~2小时的血糖高峰期，高血压患者避开服降压药后1小时。

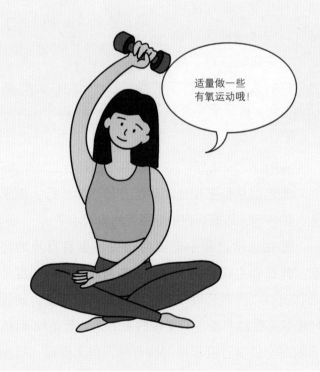

家务劳动能代替康复运动吗？

尹丽娟

古人云："流水不腐，户枢不蠹。"康复运动是患者非常关心的一个话题，患者间常有以下交流。

患者A："慢性肾脏病患者不能运动！医生说了，得了肾病，不能劳累，所以我天天都在家里躺着休息，好好静养。"

患者B："不对不对，生命在于运动，怎么能躺着不动呢？医生说不能劳累不是不能动，是不要剧烈运动，所以我都是做家务代替运动。"

患者C："是呀是呀，家务劳动很锻炼身体的，我常常做出一身汗，跟打球啊跑步呀一样嘛！"

患者D："唉，我倒是想去做运动啊，可是又要上班，又要做家务，又要带孩子，太忙了，哪儿有时间去健身房啊！"

从上面的对话可以看出，大家的问题集中起来是这几个：得了肾病能不能运动？大多数人认为做家务就是运动了，还需要专门去运动吗？家务劳动能否代替运动呢？下面我们就来——探讨一下吧。

1. 患者能运动吗？

首先给出结论：患者需要运动，而且需要个性化的运动。研究数据告诉我们，坚持运动能减少感冒的发生，运动能让患者抗感染能力增强。长期缺乏体育锻炼，患者会逐渐出现肌肉萎缩、行动迟缓无力、体力不足。这样持续虚弱的后果是，患者不再是主观上的主动不想活动，而是客观的身体活动耐力下降，难以完成普通的活动量。即从"不想运动"逐渐变为"不能运动"！

2. 家务劳动能否代替运动呢？

前文我们讲到鼓励患者循序渐进地增加日常生活活动，包括家务劳动。那么，家务劳动可以完全代替运动吗？我们来分析一下。首先，对于体重60千克的患者来说，1小时的家务劳动能够消耗84~216

千卡的能量，而1小时的步行运动能够消耗168~270千卡的能量。可见，家务劳动属于一种轻体力劳动，能量消耗有限。

做过家务的都知道，家务劳动只能活动部分肢体。比如洗衣服，只需要双臂、双手动作；而拖地，也以双臂动作为主，还需要长时间弯腰，很容易感到腰酸背痛。这种特定动作的活动无法使身体获得全面的锻炼。

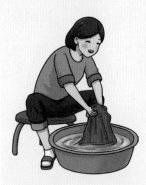

常做家务的患者应该深有体会，家务劳动烦琐，很容易使人感到劳累。有人甚至会把家务劳动当成一种负担，影响心情，缺失了运动的乐趣，并不利于健康。所以，家务劳动不能代替运动。

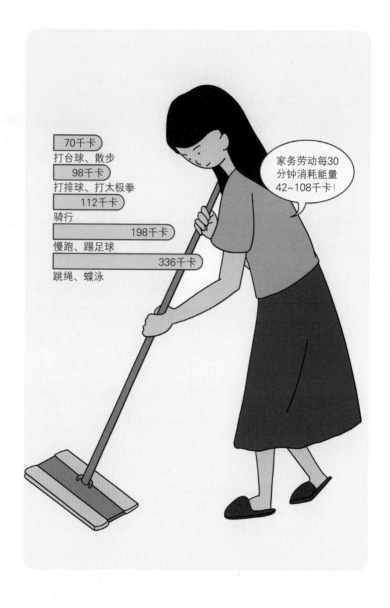

透析患者
可以恢复工作吗?

孟祥龙

透析对于一个家庭来说是一个沉重的负担,虽然目前国家医疗保险政策好,报销比例高,但是年纪轻轻就不工作挣钱,很多人也是无法支撑以后的开支的。

很多人担心一旦开始透析就不能工作了,现在我可以肯定地告诉大家:尿毒症患者可以工作。

参加工作不仅能使患者获得收入,更重要的是能让患者在工作中感觉到自身的价值,而且能够消除悲观情绪,改善心理状态,对患者的康复大有好处。

那么透析患者可以做哪些工作呢?

因为尿毒症患者体质较差,大部分心功能也不太好,所以不建议做重体力工作!只能选择比较轻松的工作,比如以脑力劳动为主的工作。因此,我们提倡透析患者参加适宜的工作，原则上以不感觉疲劳为度，不能负荷过重和熬夜工作。我们鼓励透析患者积极回归生活，选择符合自己兴趣且工作强度适宜的工作。

　　不管什么时候都要相信自己，把想法付诸行动就会有结果！

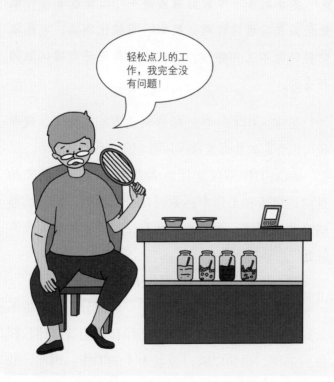

生活中如何防治光敏反应?

张亚玲

光敏反应是对紫外线的一种异常皮肤反应，光敏反应除了会引起皮肤病变以外，还会诱发、加重自身免疫相关性肾病，如狼疮性肾炎、血管炎肾损害等。

光敏性食物是指含有光敏物质的食物。这些食物中大都含有呋喃香豆素、卟啉等化学物质，能够吸收紫外线，引发黑色素沉积，使皮肤出现不适。

那么，在日常生活中，哪些是光敏性食物？蔬菜中一些叶绿素含量高的大都是光敏性食物。常见光敏性蔬菜有灰菜、紫云英、雪里蕻、莴苣、茴香、苋菜、荠菜、芹菜、萝卜叶、菠菜、

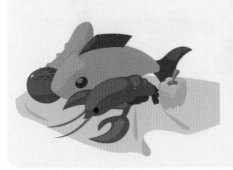

香菜、油菜等。水果中有无花果、柑橘、柠檬、芒果、菠萝。海鲜中有螺类、虾类、蟹类、蚌类等。但是，这些食物是否会导致光敏反应其实更取决于个人的体质，所以，那些过敏体质的人需要更加小心。

　　除了食物，有些药物也含有光敏物质。比如光敏性中药有白芷、天竺黄、荆芥、防风、沙参等。光敏性西药包括磺胺药、阿司匹林、水杨酸钠、四环素、扑尔敏（马来酸氯苯那敏）、口服避孕药、雌激素等。另外，在化妆品中，有些香料也含有光敏物质，比如佛手柑香油、柠檬油、檀香油、麝香、龙涎香等。

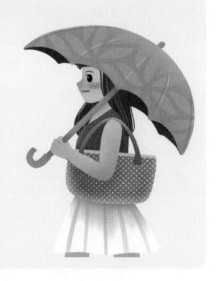

　　在日常生活中，为了减少光敏反应，可以通过以下措施进行预防：一是减少光敏性食物的摄入，也就是

少吃光敏性食物。二是注意防晒。防晒可以采用戴帽子、戴口罩、戴墨镜、打伞等方法，也可选择防晒霜，美国皮肤病学会推荐选择防晒系数（SPF）≥30并且抗水或抗汗的广谱防晒霜。应该在日晒前15~30分钟涂防晒霜，让皮肤表面能够形成防护膜。推荐在涂防晒霜后等至少数分钟（最好是10~20分钟）再穿衣服，需要至少每2小时涂抹一次防晒霜。游泳或出汗可冲掉所有防晒霜，即使防晒霜标有"抗水"（水中活动或出汗40分钟后，仍维持其SPF）或"非常抗水"（水中活动或出汗80分钟后，仍维持其SPF），每次接触水后也需要再次涂抹防晒霜。